TRAITÉ

DE LA

PARTIE MÉCANIQUE

DE L'ART

DU CHIRURGIEN-DENTISTE.

TOME I.

DE L'IMPRIMERIE DE COUTURIER,
rue de la Montagne Sainte-Geneviève, N°. 29.

TRAITÉ
DE LA
PARTIE MÉCANIQUE
DE L'ART
DU CHIRURGIEN-DENTISTE.

Ouvrage orné de 42 Planches.

PAR C. F. DELABARRE,

Docteur en Médecine; Chirurgien-Dentiste du Roi, (en survivance), Chirurgien - Dentiste de S. A. R. MONSIEUR, Frère du Roi; Médecin-Dentiste de l'Hôpital des Enfans et de l'Hospice des Orphelins; Professeur de *Maladies de la Bouche* à l'Administration générale des Hôpitaux, et Membre de plusieurs Sociétés savantes.

Nihil est in intellectu
Quod non priùs in sensu.

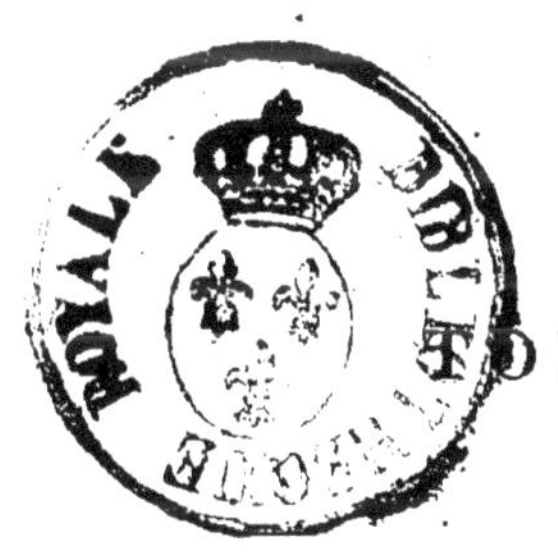

TOME PREMIER.

A PARIS,

Chez
L'AUTEUR, rue de la Paix, N°. 19.
CROULLEBOIS, Libraire, rue des Mathurins, N°. 17.
GABON, Libraire, rue et attenant l'Ecole de Médecine.
MÉQUIGNON-MARVIS, Libraire, même rue, N°. 3.

1820.

A

MESSIEURS LES MEMBRES

DE LA

SOCIÉTÉ DE MÉDECINE

DE PARIS.

MESSIEURS,

Permettez qu'en vous faisant hommage de cet Ouvrage, je réclame votre indulgence pour un Traité qui peut-être n'a d'autre mérite que celui d'avoir plus d'étendue qu'aucun de ceux qui ont paru sur la Prothèse.

Puisse le zèle qui l'a dicté engager un plus grand nombre de jeunes Médecins à s'occuper de cette branche de notre Art qui a pour objet le Traitement des Maladies de la Bouche, et les moyens d'en réparer les ravages.

Si j'étais assez heureux pour que mon travail fût honoré de votre suffrage, il n'y a pas de doute qu'il le serait également de celui des autres Savans.

J'ai l'honneur d'être avec respect,

Messieurs,

Votre très-humble et très-obéissant Serviteur

DELABARRE.

AVANT-PROPOS.

Un Traité sur la Partie Mécanique de l'Art du Chirurgien-Dentiste, était un ouvrage vivement désiré par les Etudians, et même par beaucoup de praticiens jaloux de connaître les découvertes dont leur art s'enrichit graduellement: mais pour qu'un travail de cette nature répondît à l'attente des uns et des autres, il fallait que celui qui voulût s'en occuper, fût lui-même au courant de tout ce qui avait été fait jusqu'à lui.

Une telle entreprise était d'autant plus difficile qu'on ne trouve que peu de ressources dans les livres anciens ou modernes; et le soin avec lequel beaucoup d'artistes cachent leurs procédés, devenait une source inépuisable de recherches et d'interrogations souvent infructueuses; ainsi ce n'est que par le manque de rapports entre les gens de même profession, que la Mécanique

Buccale n'a fait que des progrès fort lents : car si chacun, au lieu de garder pour soi les découvertes qu'il fait, les communiquait à ses confrères, ainsi qu'en agissent les autres hommes de l'art, assurément cette branche ne serait pas restée si en arrière. Puissent donc les Dentistes, ainsi que tous ceux qui s'occupent de l'exercice spécial de quelque partie, se pénétrer enfin qu'il est de leur honneur de verser dans la ruche commune le miel qu'ils recueillent isolément !

L'abondance des matières dont on devait traiter, demandait une distribution méthodique, afin de tout classer convenablement ; mais la pénurie de mots techniques et de synonymes exposant à faire de fréquentes répétitions, s'opposait encore à la facilité de rendre ses pensées, et augmentait les difficultés déjà assez grandes d'exécuter un ouvrage de la nature de celui-ci ; de sorte qu'il fallait créer quelques expressions ou en adopter qui eussent été admises dans divers ouvrages ayant quelqu'analogie avec celui-ci, ou bien enfin se résoudre à écrire dans un style rempli de circonlocutions fastidieuses.

Soutenu par le désir de me rendre utile, je n'ai point reculé devant tant d'obstacles, et pour en surmonter quelques-uns, j'ai suivi l'exemple donné par tant de gens de mérite, qui ont écrit, soit sur la médecine, soit sur la chimie, soit sur la botanique ; mais si, malgré mes efforts, je n'ai pu encore offrir qu'un ouvrage imparfait, au moins les hommes de l'art me sauront peut-être quelque gré d'avoir ébauché la route qui peut conduire quelqu'autre à mieux faire.

Afin de me rapprocher le plus possible du système établi par un de nos mécaniciens les plus recommandables, j'ai employé plusieurs des expressions qui ont été consacrées dans le bel ouvrage dont M. Borgnis vient tout récemment d'enrichir les arts (1).

(1) Traité de la Mécanique, 1819.

Plusieurs aperçus physiologiques sur les fonctions des divers organes buccaux que nous sommes appelés à réparer, ont dû nécessairement trouver place en tête des divers chapitres de ce Traité. Il en est quelques-uns qui n'ayant point encore été présentés, méritent d'arrêter l'attention des savans.

Ainsi que Fourcroy qui a donné dans sa chimie l'histoire de chaque minéral, j'ai pensé que celle des différentes parties de la Mécanique buccale ne devait pas être omise, et qu'elle délasserait même l'esprit du lecteur, que des descriptions trop arides ne manqueraient pas de fatiguer.

Si j'eusse pu découvrir les noms de tous ceux auxquels l'art est redevable de quelque invention, j'aurais regardé comme un devoir de les mentionner : mais il en est beaucoup qui me sont restés inconnus.

Enfin des détails aussi minutieux que ceux dans lesquels il m'a fallu entrer étant nécessairement fort abstraits, je n'ai pas dû négliger de me rendre le plus intelligible possible. Les gravures ayant l'avantage de subvenir à la difficulté de décrire les machines, m'ont été d'un grand secours, et je ne pense pas qu'on me sache mauvais gré d'en avoir fait faire beaucoup.

J'ai divisé ce Traité en trois parties.

La première comprend quelques généralités et la préparation des substances dont on peut se servir pour opérer la Prothèse des organes buccaux.

La seconde renferme la confection des instrumens de cette Prothèse.

La troisième a pour but l'application des machines (1).

---

(1) La plus grande partie des rédacteurs des journaux de médecine m'ont traité avec tant d'indulgence dans le compte qu'ils ont rendu de mon précédent Ouvrage ayant pour objet la Seconde Dentition, que je croirais manquer à la reconnaissance si je laissais échapper l'occasion qui se présente de les en remercier. Cependant, bien convaincu qu'ils n'en ont usé de la sorte, qu'afin

A la fin du deuxième Tome est placée une Table à la fois indicative des figures et des articles, elle offre le moyen de trouver promptement les sections dans lesquelles chaque objet est décrit.

---

d'encourager le zèle qu'ils ont cru remarquer de ma part pour la propagation de la partie de la médecine qui traite de la bouche et des dents, j'ai dû redoubler d'efforts dans celui-ci, pour leur prouver que je cherche à me rendre digne de la bonne opinion qu'ils ont bien voulu, par avance, concevoir de moi.

Mais tous les écrivains n'ont pas été mus par le même sentiment de bienveillance; deux critiques (si toutefois ce n'est pas le même) ont cru devoir suivre cette maxime: *que tout faiseur de journal doit tribut au malin* (1).

Quoi qu'il en soit, j'ai su mettre à profit les avis qui m'ont été donnés par les uns et par les autres.

(1) Voyez le Journal général des Sciences Médicales, et celui qui complette le Dictionnaire de ce nom.

TRAITÉ

TRAITÉ
DE LA
PARTIE MÉCANIQUE
DE L'ART
DU CHIRURGIEN - DENTISTE.

CHAPITRE PREMIER.

Article premier.

Considérations générales.

Ceux qui ont eu de belles et bonnes dents n'ont pas plutôt perdu cet avantage, qu'ils sentent toute la valeur de ces organes. L'absence d'une seule incisive ôte toute la grâce de la bouche, certains mots sont sifflés; des jets de salive sont lancés de tems à autres au visage de ceux à qui on parle. La personne privée de plusieurs dents antérieures se cache pour rire; ou bien, guidée par une sorte d'instinct qui lui rappelle sans cesse son infirmité, elle rapproche ses lèvres avec affectation : inutiles efforts, ces parties s'enfoncent, et bientôt les dents supérieures ou inférieures, en s'alongeant et en se portant en avant, donnent à la figure une forme qui la rapproche de celle des *lapins* ou de celle des *singes*.

Ainsi que je l'ai démontré dans mon Traité de la seconde Dentition, (1) la perte des dents résulte d'une foule de causes ; quelques-unes sont constitutionnelles, d'autres dépendent du genre de vie ou des lieux qu'on habite ; d'autrefois elle survient accidentellement comme par un choc, une chûte ; souvent elle est la suite d'une maladie, ou bien encore du peu de soin que tant d'individus en prennent.

Au reste, quelles que soient les causes de la destruction des jolis organes qui parent si bien la physionomie de l'espèce humaine, et lui donnent une si noble expression, leur présence est tellement utile, que de tems immémorial on s'est occupé des moyens de les remplacer, peut-être encore plutôt par nécessité que par coquetterie.

L'art du dentiste est donc composé de deux parties : l'une qui, dérivant de la médecine,

(1) Cet Ouvrage, orné de 22 planches en taille-douce, se trouve chez l'Auteur et chez les principaux Libraires de Paris.

traite des moyens de guérir les maladies de la bouche et des dents; l'autre qui, étant toute mécanique, ne peut être pratiquée avec succès que par des individus doués d'une grande adresse. C'est en vain que ceux auxquels la nature ne l'aurait pas départie, essayeraient de s'occuper de celle-ci; leurs doigts refuseraient de confectionner les machines à l'aide desquelles on effectue la *prothèse :* car pour l'exécuter avec précision, il faut n'être étranger à aucuns des arts dont on est obligé d'emprunter à tout moment quelque procédé; nous prenons de l'*horloger*, la manière de limer uniformément : l'*orfèvre* nous apprend à souder, à allier les métaux pour fabriquer des plaques, des fils, des ressorts; etc. Le *fondeur* nous enseigne à tirer des modèles en plâtre ou en bronze; le *tabletier*, à sculpter les os des animaux; le *coutelier*, à forger les outils, à les tremper et à les affiler; le *porcelainier* et le *chimiste*, à composer des substances minérales, susceptibles d'acquérir une telle dureté par l'ardeur du feu, qu'elles réunissent à la solidité et à la couleur des dents humaines, le précieux avantage d'être inaltérables par l'action de la salive.

J'ai remarqué parmi les élèves en médecine, que ceux qui dirigent plus particulièrement leur attention vers l'étude des maladies internes, sont moins disposés à cultiver les arts mécaniques, que ceux qui se destinent à pratiquer les opérations chirurgicales. Chaque homme naît donc avec des dispositions qui lui sont particulières, et bien qu'il puisse par nécessité s'imposer la loi de s'occuper même de choses qui contrarient ses goûts, il reviendra toujours avec plaisir vers les objets qui l'amusaient lorsque l'instinct seul les lui inspirait. Aussi observe-t-on que le penchant pour la mécanique, se prononce dès l'âge le plus tendre; puisque certains enfans exécutent, sans autres instrumens qu'un couteau ou un canif, des *jouets* très-bien combinés, et dont personne ne leur avait donné de modèle, ni même la première idée.

Ayant suivi le développement de plusieurs de ces sujets, j'ai vu que quelle qu'ait été la direction donnée à leurs études, ceux qui se sont trouvés dans la nécessité de tirer parti de leur industrie, n'ont jamais manqué de recourir à leurs talens innés : de même aussi ceux qui, n'ayant point eu besoin d'acquérir de fortune ou d'augmenter celle qu'ils possédaient déjà, se sont amusés de mécanique et en ont souvent fait leur passe-tems le plus agréable. Ainsi la menuiserie, la marquetterie, la sculpture, le tour, la forge, sont encore leurs occupations favorites.

La *Prothèse Buccale* ne peut réellement être cultivée avec succès que par des individus qui se sentent animés de ces sortes de dispositions ; et comme la nature seule les donne, il n'est point étonnant que des gens absolument étrangers à toute théorie, aient acquis un certain renom dans un art dont la pratique, néanmoins, exige plus que de la dextérité. Mais, de ce que différentes personnes naissent avec de l'adresse, il ne s'ensuit pas qu'il faille se fier à leur seul génie, et leur permettre de faire la prothèse; car la fabrication des machines chirurgicales est bien une partie manuelle, mais subordonnée à des talens qu'on ne peut acquérir que par l'étude des sciences élevées. On ne saurait, en conséquence, trop se pénétrer de la vérité de ce que je disais à ce sujet, dans le discours d'ouverture de mon Cours, en 1817 :

« *Il est nécessaire que le dentiste soit mé-*
» *decin, parce qu'il doit toujours faire une*
» *application judicieuse des lois physiolo-*
» *giques, à l'emploi des machines. Il faut*
» *qu'il sache balancer les avantages et les*
» *inconvéniens de la prothèse qu'on réclame*
» *de lui ; car tantôt c'est un palais artificiel*
» *qu'il est urgent de fabriquer et d'appliquer*

» *avec la parfaite connaissance des formes*
» *et des usages de la partie dont il doit tenir*
» *lieu, et des moyens les plus propres à*
» *éloigner les diverses incommodités qu'il*
» *peut déterminer; tantôt, à l'aide de la*
» *prothèse, il s'agit de rendre à la bouche*
» *ridée du vieillard, la grace qu'elle avait*
» *dans la jeunesse; à la voix, ce qu'elle a*
» *perdu de sonore; à l'estomac, les ins-*
» *trumens que la nature lui avait accordés*
» *pour l'aider dans ses fonctions......*

Pour être bon mécanicien dentaire, il faut donc avoir des idées précises sur deux arts assez différens, LA MÉDECINE et LA MÉCANIQUE.

C'est par la réunion des diverses connaissances qui résultent de l'étude des sciences médicales et des arts manuels, que celui qui s'occupe de la prothèse buccale, peut espérer de rendre de véritables services à l'humanité.

Remplacer les dents, c'est faire la *prothèse dentaire*, remplacer une plus ou moins grande portion des os maxillaires supérieurs ou inférieurs, c'est faire la *prothèse maxillaire*. Or, toute prothèse étant une *fraction* de l'art de guérir, quiconque fabrique des machines propres à remplacer telle partie que ce soit du corps, doit, pour opérer sûrement, connaître le terrein sur lequel il va bâtir, ainsi que les matériaux qu'il doit employer.

L'étude de la mécanique pratique est indispensable, car il ne s'agit pas seulement d'imaginer, mais encore il faut confectionner soi-même : par conséquent, les mains doivent s'être long-tems exercées à la manipulation des diverses substances dont on compose les machines destinées à être placées dans la bouche.

Les dentistes instruits, quoique très-utiles, sont malheureusement encore rares, même dans beaucoup de grandes villes. Il est fâcheux de le dire, le nombre de ceux qui n'ont presque aucune instruction, ou de ceux qui n'ont que des demi-lumières, est beaucoup plus considérable ; aussi ces derniers, plus confians dans leur babil que dans leurs talens, après avoir imploré l'indulgente bonté de leurs examinateurs, et leur avoir promis de n'entreprendre que de petites opérations, ne possèdent pas plutôt le diplôme d'*officiers de santé dentistes* (1), que, changeant de ton, ils deviennent des routiniers audacieux, qui ne connaissent point d'obstacles ; et au mépris de la loi, toute la médecine semble de leur compétence : mais que servent

(1) La loi n'a pas établi ce titre, par conséquent, l'accorder, est un abus favorable à l'ignorance.

les réglemens, si la stricte exécution n'en est surveillée par le corps intéressé à les maintenir? Pourquoi les administrations locales accordent-elles des autorisations, contre la volonté du législateur? Et jusques à quand souffrira-t-on que d'effrontés *jongleurs* aillent jusques sous les portiques des *facultés*, opérer des malades, ou vendre des médicamens?

N'en doutons point, c'est par cette raison, et parce que l'enseignement médical est réellement incomplet, que la plupart de nos provinces sont dépourvues de *chirurgiens - oculistes*, *dentistes*, *machinistes*; de sorte que, dans beaucoup d'endroits, ce sont des *culottiers*, des *serruriers*, des *couteliers*, des *perruquiers*, et de vils *marchands d'orviétan*, qui, au détriment de l'espèce humaine, exploitent diverses branches de l'art médical. Peut-on, d'après cela, être étonné du discrédit dans lequel plusieurs sont tombées, même dans l'opinion des médecins? Et quel est celui qui ne recule, à l'idée d'être mis en parallèle avec de tels gens?

Le génie s'émousse, quand il est avili, a dit Bichat (1).

Mais quoi, ne sort-il pas, chaque année, de

(1) Eloge de Désault.

nos écoles, une assez grande quantité de jeunes gens instruits, qui pourraient, après de pénibles et dispendieuses études, trouver une existence honorable, en s'occupant des diverses prothèses, pour qu'il soit nécessaire de tolérer de pareils abus?

N'est-il pas présumable même que nous n'avons si peu de traités sur la mécanique chirurgicale, que par les raisons que je viens d'exposer? Car le savant praticien qui aurait publié avec plaisir, en faveur de ses confrères, les procédés dont il a eu occasion d'enrichir son art, se trouve arrêté par des considérations qui n'ont rien de blâmable. En effet, si, au lieu de travailler pour eux, il peut craindre de fournir des armes au charlatanisme, son zèle chancèle aussi-tôt.... Je l'avoue, ce motif a plus d'une fois arrêté ma plume.

Ancienneté de la Prothèse Buccale. Il semble que toutes les découvertes soient attachées à une roue qui tourne lentement. Elles s'élèvent peu-à-peu jusqu'à un point plus ou moins haut; puis elles redescendent tout-à-coup pour remonter encore; éprouvant durant cette rotation des changemens qui en varient l'aspect. Pendant ce tems, des milliers de générations disparaissent, et avec elles les arts qu'elles avaient inventés et dont il ne reste que quelques fragmens.

Nous lisons dans Hérodote, que les Egyptiens avaient des médecins-dentistes, et qu'ils prenaient un soin tout particulier de leurs dents. Les Grecs, par suite de leurs excursions chez les habitans des bords du Nil, enrichirent leur patrie des arts utiles et agréables qui florissaient à *Memphis*. *Athènes* alors s'éleva en peu de tems, même au-dessus des peuples dont elle avait emprunté les premières inventions, et certes le moyen connu du tems d'Hippocrate, d'empêcher la chûte des dents chancelantes, en les enlaçant d'un fil d'or, dut s'étendre jusqu'à celui d'en réparer la perte, dans le siècle où vivaient les *Lastenie* et les *Laïs*.

Lorsqu'à son tour, la Grèce eut cédé à Rome l'honneur de la domination, les richesses s'acheminant aussi-tôt vers cette superbe cité, y firent fleurir les beaux arts, sources de tant de jouissances. Les dames romaines dont les grandes mères avaient endossé la cuirasse, devinrent aussi soigneuses de leur toilette, que les autres l'avaient été de leur gloire : elles laissèrent rouiller les armures, pour s'occuper d'aiguiser leurs charmes ; et bien convaincues qu'une belle denture était un des plus grands attraits, elles ne négligèrent pas de recourir aux moyens de la rendre agréable, ou d'en cacher les difformités : mais, lors de la décadence du grand empire, tous les artistes s'éparpillèrent ; ceux qui s'occupaient des soins de la bouche disparurent d'autant plus aisément, qu'ils devaient être en petit nombre ; de sorte que si les poëtes de ce tems n'en avaient dit quelques mots, nous croirions aujourd'hui que l'Odontotechnie était entièrement inconnue aux anciens : au reste, quels qu'aient été leurs talens dans cette partie, elle tomba dans l'oubli, et y resta plongée jusqu'au règne de François Ier, avant lequel les chirurgiens eux-mêmes n'étaient que de *piètres* empyriques soumis à la domination des médecins.

Il nous est parvenu trop peu d'écrits sur les arts mécaniques de la Grèce et de Rome, pour que nous puissions nous former une idée de ce qu'était chez eux celui de réparer les dents : d'ailleurs ce n'est pas en lisant les poëtes, tels qu'Horace, Juvénal et Martial, que nous devons espérer d'acquérir des notions exactes sur un sujet auquel ils étoient absolument étrangers. En effet, que nous apprennent-ils ? Que de leur tems vivaient des gens qui mettaient des dentiers si mal adaptés, que ceux qui en faisaient usage étaient exposés à les perdre en riant. Aussi n'en ont-ils indiqué que le côté plaisant, en nous peignant sous des traits risibles, de vieilles coquettes qui dans la seule intention d'effacer les ravages du tems, employaient de fausses couleurs, des dents factices et des cheveux d'occasion, adaptés tant bien que mal.

Si, d'un côté, les poëtes anciens ont célébré de belles dents, leur ignorance des lois physiologiques leur en fit attribuer la perte au seul manque de soin ou de propreté : de sorte que, voulant châtier les personnes dont la bouche était dégarnie par cette cause présumée, ils leur lancèrent maintes épigrammes; *Martial* fait parler à peu-près de cette façon, le dentifrice dont se servait une vieille à prétentions.

« *Devrait-il exister des rapports entre nous?*
» *Etant destiné à l'usage des jeunes gens, je*
» *suis inutile à ceux qui achettent des dents*
» *toutes nettes chez le fabricant.* »

On trouve sur ce sujet, une grande quantité de fragmens épars que M. Duval a rassemblés dans un opuscule ayant pour titre : *Conseils des Poëtes anciens sur la Conservation des Dents.* M. Le Maire, dans son *Dentiste des Dames*, a également recueilli quelques charmantes pièces fugitives tirées des auteurs modernes : je renvoye à leurs ouvrages.

Mais l'effet produit par les railleries des

poëtes, (1) a été précisément inverse de celui qu'ils en attendaient; on éprouva du chagrin de la perte de ses dents, puis on le dissimula sous une indifférence affectée, et par-là on se crut dispensé de recourir aux dentistes. D'ailleurs, que furent-ils pendant long-tems, ces dentistes? De simples ouvriers, dont la main mal-adroite, ne pouvant imiter la nature, façonnait grossièrement des dentiers qui ressemblaient assez bien à des *peignes*.

Substituer des dents factices à celles qu'on a perdues, n'est donc pas une opération nouvelle, puisqu'on trouve des traces de cette prothèse chez tous les peuples anciens et modernes, civilisés ou sauvages; néanmoins il est certain que jamais cet art ne fut porté aussi loin qu'il l'est présentement, sur-tout en France; et il n'y a pas même de doute que, graces aux progrès de la civilisation, chacun désormais mieux éclairé sur les causes nombreuses des affections des dents, ne sera pas plus honteux

---

(1) A propos de satire, on a dit d'Horace et de Juvénal, que les reproches sanglans et les invectives amères de celui-ci, irritaient les vicieux sans les réformer; tandis que les traits plaisans, les peintures comiques du premier, corrigeaient les hommes en les amusant. *Dict. Hist. art. Juvénal.*

d'en avoir perdu quelques-unes, que d'être privé d'un doigt ou d'avoir la goutte.

Ce n'est que peu-à-peu, et à mesure que des artistes intelligens s'en sont occupés, qu'on a pu faire disparaître les inconvéniens qu'on avait le droit de reprocher avec raison, à des pièces informes, faites de morceaux d'ivoire attachés avec un fil sur les dents restantes, et qu'on ne déplaçait que lorsqu'elles étaient usées : car alors, les alimens, en s'introduisant entre elles et les gencives, s'y altéraient, et entraînaient la décomposition des matières osseuses ; d'où résultait une odeur ammoniacale qui infectait l'haleine de ceux qui portaient de semblables travaux. N'était-ce pas bien le cas de dire avec *Conart :* (1)

Votre bouche en riant fait que mon nez rechigne
Du noir désordre de vos dents,
Sans que je leur impute une vapeur maligne,
Qui, peut-être, vient du dedans.

Mais enfin aujourd'hui l'on répare la perte de ces os, de manière à tromper les yeux et *les nez les plus fins ;* de sorte qu'on peut retirer de l'usage des dents artificielles, tous les services que rendent celles dont on a été privé.

---

(1) *Voyez* le Dentiste de la Jeunesse et les Conseils des Poëtes, par M. Duval.

Au reste la prothèse dentaire n'a pu, dans tous les tems, être exercée que chez les nations qui se sont fait un mérite d'une facile élocution, ou qui ont eu des goûts délicats sur la beauté idéale; elle dut donc être d'abord considérée plutôt comme un objet de luxe, que de nécessité; et d'après cela, elle ne fut pratiquée anciennement que sur les gens de la classe la plus élevée : mais aujourd'hui cette branche mécanique de la chirurgie, devenue plus parfaite, et plus répandue, peut être considérée comme un art dont l'humanité retire plus d'un avantage.

Fauchard est le premier qui ait donné un traité un peu étendu sur les moyens de remplacer les dents et le palais (1). Avant ce célèbre Dentiste, la prothèse dentaire semble n'avoir été exercée que par des gens dépourvus de toute espèce de connaissances chirurgicales: ils n'avaient même qu'une médiocre idée de la théorie de la mécanique; chacun cachait ses inventions, et ne les communiquait que le moins qu'il pouvait. Si depuis Fauchard, l'instruction publique se fût occupée de cette partie de la chirurgie, elle serait encore plus avancée

---

(1) La première édition de cet Ouvrage fut donnée en 1728, la deuxième en 1746.

qu'elle ne l'est : car il est digne de remarque, que depuis une cinquantaine d'années, il est sorti de dessous la presse, des milliers de volumes sur les diverses ramifications de la médecine, tandis que les dentistes n'ont publié que peu de choses sur la partie mécanique de leur profession. Néanmoins, nous devons *mentionner les Ouvrages de Bourdet, de Magiolo, de MM. Laforgue et Gariot*, qui, tout incomplets qu'ils sont, fournissent de précieux renseignemens sur le sujet dont nous allons traiter.

Quant à la plupart des petites brochures qui ont paru à diverses époques, elles ne méritent pas d'être citées, puisque le plus grand nombre ne renferment que des énigmespropo sées aux gens de l'art, et sont plutôt répandues dans le public, à titre d'*appât*, que dans l'intention d'enrichir la science ; aussi la cupidité qui les dicta, n'en tira-t-elle souvent aucuns des avantages qu'elle s'en était promis. Je suis loin cependant de confondre avec celles-ci quelques opuscules qui doivent en être distingués, et qui bien que de peu d'étendue, sont néanmoins recommandables, en raison des bonnes choses qu'elles contiennent. J'aurai donc soin de les mentionner.

Je passerai en revue toutes les machines connues des dentistes modernes ; soit qu'elles aient

aient été décrites dans les livres, soit que j'aie eu occasion de les rencontrer dans la pratique, et que le nom des inventeurs soit resté inconnu ; soit enfin que j'en aie imaginé quelques-unes.

Curieux de savoir ce que les artistes des nations voisines auraient pu ajouter aux notions qu'ils ont puisées dans Fauchard, notre commun et premier maître, je me suis procuré ce qu'ils ont écrit sur ce sujet; mais je n'ai rien aperçu qu'ils ne nous doivent, et la France qui fut le berceau de l'art du Dentiste, et qui a fourni les premiers artistes en ce genre à toute l'Europe (1), voit encore ses enfans conserver une suprématie que jusqu'ici nuls ne leur ont disputée.

Quoique cet Ouvrage soit le plus complet qui ait encore paru sur la Prothèse Buccale, il est loin de ne laisser rien à désirer; car cette portion de la médecine, est susceptible d'additions importantes: espérons donc que le nombre de dentistes instruits venant à

(1) La plupart des Chirurgiens-Dentistes des Souverains, sont nés Français, ou élèves de ceux de notre nation: et si, dans la nouvelle organisation de l'enseignement, on daigne s'occuper de la Médecine-Dentaire, il n'y a pas de doute que les étrangers s'empresseront d'envoyer des sujets s'instruire à notre école.

s'accroître, cette branche intéressante s'avancera rapidement vers la perfection.

ARTICLE II.

Observations préliminaires relatives à la Prothèse.

LA Prothèse Buccale étant cette partie de l'*Odontotechnie*, qui a pour but de remplacer quelques-uns des organes qui manquent dans la bouche, trois choses doivent y être considérées, savoir : la préparation de l'emplacement ; la combinaison des machines ; les moyens de les maintenir en place.

Lorsqu'il s'agit de remplacer des dents dont les racines sont fermes dans leurs alvéoles, il faut bien se garder d'en faire l'évulsion. On se contente de couper ce qui déborde la gencive, en suivant tous les festons qu'elle dessine ; de sorte qu'étant appliqué, le travail s'adapte avec une telle exactitude, que l'œil le plus clairvoyant ne puisse distinguer la ligne de jonction, et qu'aucunes particules d'alimens ne séjournent dessus ou dessous.

Si nous avons à boucher quelque trou contre nature, par le moyen d'un *obturateur*, nous avons à calculer la sensibilité des parties environnantes, ainsi que leur mobilité, lesquelles souvent s'opposent à nos intentions. Enfin nous ne devons pas perdre de vue que la bouche ayant d'importantes fonctions à remplir, les machines que nous y rapportons ont besoin d'être délicatement exécutées, légères, quoique solides, et les plus simples possibles.

Dans les travaux qui constituent les pièces artificielles, on aura égard aux causes qui en ont nécessité l'emploi; à la constitution de l'individu; à l'état présent de sa santé générale, et à celui de sa bouche en particulier; car il est quelquefois à propos de retarder l'application des machines, à cause des accidens qu'elles pourraient déterminer faute de précaution, ou bien pour ne pas être forcé de recommencer le travail.

Il arrive quelquefois, par exemple, que la préparation des racines, qui sont destinées à supporter des pivots, occasionne une fluxion plus ou moins considérable. La petite opération par laquelle on nettoye ou agrandit le canal dentaire, cause l'agacement du périoste alvéolo-dentaire, lequel peut devenir le siége de douleurs vives, suivies de gonflement séreux ou sanguin des gencives et des joues, d'abcès, et même d'exfoliations osseuses. Ces accidens sont plus particulièrement le résultat de l'*écarissement* des racines qui sont en dissolution putride : parce que les parties nerveuses environnantes sont presque toujours dans un état de phlegmasie chronique. L'obturation exacte du canal par l'introduction d'un pivot, en est aussi une cause efficiente ; ainsi, agir avec prudence, opérer doucement, ne point placer le travail avec trop de solidité pour les premiers instans; peut-être même laisser écouler quelques jours d'intervalle entre la préparation des racines et l'application des dents, sont les seuls moyens, si-non d'empêcher la fluxion de se manifester, au moins d'en prévenir la gravité.

Au reste, je me contenterai d'indiquer ici que de la limonade en gargarisme, les pieds dans l'eau tiède, le repos, suffisent ordinairement pour en obtenir la résolution. On ne doit point attendre que le pus soit formé pour ouvrir les dépôts qui surviennent par fois aux gencives. Si l'assise des machines sur les parties molles y détermine de l'irritation, de petits aphtes, des excoriations, des meurtrissures, si le gonflement sanguin s'y manifeste, il est nécessaire de les laisser reposer. Pour cela, il est bien que le client puisse déplacer et replacer facilement les instrumens de la prothèse.

Lorsqu'il s'agit de substituer quelques dents

à celles dont l'évulsion est récente, on doit disposer la gencive à les supporter. Il ne faut pas oublier que les bords des alvéoles se roulent et se comblent d'eux-mêmes peu-à-peu, et qu'il en résulte un certain affaissement, tant de la mâchoire que des gencives. Par conséquent, avant d'exécuter un travail important, il est bon d'en appliquer un de peu de valeur: car si on ne prend cette précaution, on sera obligé de recommencer le dentier devenu bientôt plus bas que les dents voisines.

Dans le cas où il ne reste pas de racines, il est avantageux de faire des pièces à bases larges, parce qu'elles déterminent infiniment moins de tassement, et que d'ailleurs étant supportées par une grande surface, le client appuie dessus avec plus de confiance.

Quand, sous un dentier d'une certaine étendue, il existe quelques racines éparses, on doit les couper le plus profondément possible, attendu que toutes les parties où il n'y en a pas, venant à se fouler, elles formeraient des arcs-boutans qui feraient perdre tout l'aplomb. On ne saurait donc trop faire en sorte qu'elles ne touchent pas la base du travail, lorsqu'on le pose; car, d'un côté la gencive se déprimant, tandis que de l'autre, les racines sont repoussées insensiblement au-dehors, celles-ci devront bientôt être raccourcies de nouveau.

Ces motifs nous conduisent à conseiller de laisser d'abord les dentiers un peu plus haut qu'il ne semble en être besoin, toutes les fois qu'on doit s'attendre à ce qu'ils affaisseront les parties sous-jacentes. Enfin, tenant compte de ce tassement, évitons que les gencives environnant les dents restantes, soient comprimées, vu qu'elles ne tarderaient pas à se déchausser, à s'enflammer et quelquefois même à suppurer.

Quand les bases des dentiers doivent reposer sur des gencives dans lesquelles restent des racines chancelantes, il vaut mieux ôter celles-ci que de les conserver, espérant qu'elles se raffermiront, parce que jamais cet heureux résultat n'a lieu, et que les chairs environnantes restent toujours très-sensibles; le client alors ne peut appuyer sur le travail sans éprouver de la douleur. Les racines solides peuvent être laissées : mais il faut en boucher les canaux, afin qu'il ne s'y introduise pas de corps putrescibles. S'il se rencontre quelques bonnes dents, ou au moins qui soient peu ébranlées, on ne doit pas les sacrifier, il faut les enclaver dans le dentier, les soutenir, les raccourcir si elles sont trop longues. J'en ai vu de très-chancelantes, durer encore fort long-tems.

Obliquité des gencives qui doivent supporter le Dentier. — Obliquité du bord tranchant des dents avec lesquelles on doit l'accorder.

L'affaissement des gencives d'un seul côté de mâchoire, présente souvent une irrégularité qui fait que le modèle *de rapports* présente un vide perpendiculaire très-considérable, tandis que de l'autre il est infiniment moindre. A cette occasion il ne faut pas perdre de vue ces deux principes: que les séparations des *dents factices* doivent toujours tomber d'aplomb et parallèlement à la ligne faciale, tandis que les festons des *gencives factices* seront horisontaux, quelle que soit la direction oblique dans laquelle la base soit nécessairement posée pour suivre la mâchoire. Mais si les dents restantes affectent une obliquité résultant de l'alongement, on doit les couper pour les rendre horisontales : ou si quelqu'obstacle s'y oppose, on les suit autant que possible. Cependant s'il devait en résulter un travail difforme, il faudrait faire que les tranchans des dents factices frappassent d'un côté sur les dents opposées, tandis que de l'autre, elles les déborderaient plus ou moins.

Le mécanisme des dentiers renferme encore une assez grande quantité de combinaisons qui découlent de la position respective des mâchoires, et de la manière dont elles permettent aux dents antérieures de se rencontrer, savoir ; les inférieures, en arrière des supérieures ; à plomb les unes sur les autres ; les inférieures passant en avant des supérieures ; ou bien lorsqu'il y a torsion de l'une des mâchoires, ou enfin quand il existe une déviation de quelques dents qui rend bizarres, soit la denture supérieure, soit l'inférieure, ou même toutes les deux.

La déviation peut être congéniale, ou bien elle est survenue pendant la vie. Dans le premier cas, le dentiste se conformera à la prédisposition, et calculera son travail de manière à le rendre aussi irrégulier que la mâchoire opposée l'exige. Dans le second, il s'occupera de la modifier, afin que la pièce artificielle soit la moins défectueuse qu'il pourra.

Quel que soit le genre de travail qu'on adopte, il est essentiel de le rendre à la fois solide et peu volumineux. Quant à la pesanteur spécifique, il est assez indifférent qu'elle soit un peu plus ou un peu moins grande, pourvu que l'ajustement soit si exact, et les moyens de soutien tellement bien combinés, qu'il n'existe aucun tiraillement des dents de support.

Il n'est pas moins très-utile de faire que les dents antérieures de la mâchoire opposée ne frappent point celles qui sont rapportées, attendu que ce battement répété contre la machine, lui imprime un mouvement qui entraîne bientôt l'ébranlement des supports, et finit par les faire choir. Il en est de même si ce sont des pivots qui la maintiennent; les canaux des racines dans lesquelles ils sont placés s'agrandiraient promptement, et cette ressource serait perdue, faute de combinaison.

Enfin, nous devons ménager nos ressources, et ne pas user de toutes les racines à la fois, ainsi qu'on ne le fait que trop communément. Supposons, par exemple, qu'une personne manque de quatre dents, et que les racines soient existantes, on n'en doit employer que deux, on bouche les autres avec de l'or ou d'autre métal. De cette manière, on réserve les deux autres pour quelques années plus tard.

Faire des dents n'est pas chose difficile; le simple *artisan* exécute même souvent mieux que l'homme savant: mais combiner les machines, est le fait de celui-ci; et c'est ce qui les distingue l'un de l'autre. Ces considérations étant très-importantes, je vais entrer dans quelques détails à ce sujet.

En général, il est mieux que les dents supérieures *rapportées*, passent en avant des inférieures pendant l'occlusion de la bouche, soit que celles-ci soient elles-mêmes factices, ou bien qu'elles appartiennent à la personne. Mais s'il existe un menton de *galoche* congénial, ou une denture très-saillante, on sent que, pour opérer le croisement dont je viens de parler, il faudrait faire avancer prodigieusement la pièce supérieure, ou rentrer considérablement l'inférieure. Dans le premier cas, on donnerait à la bouche la forme d'un *museau;* dans le second, on l'applatirait, et alors le menton formerait une saillie qui contrasterait d'une manière ridicule avec le renfoncement des lèvres. L'artiste a donc besoin de jouir d'un coup-d'œil parfait, afin de discerner sans tatonnemens, ce qui convient le mieux à la physionomie de chacun. Lorsqu'on juge qu'il serait choquant de vouloir donner au dentier une disposition qui ne serait point en harmonie avec les traits de la personne, et quoiqu'on sache que la plus agréable disposition des dents, est celle dans laquelle les supérieures antérieures recouvrent les inférieures, on saura à propos leur en donner une opposée; ou bien, on s'arrangera pour en établir une qui soit mixte, et pour cela on fera saillir un peu les supérieures, et on déterminera d'autant la rentrée des inférieures, par le moyen d'une ligature que l'on serre petit-à-petit jusqu'à ce qu'on ait obtenu que leurs bords tranchans se frappent comme dans la deuxième position naturelle. (*Voyez mon Traité de la deuxième Dentition, fig.* 34 *à* 37.) Ces remarques trouvent sur-tout leur application dans le cas assez fréquent où les dents supérieures seulement sont tombées depuis long-tems, tandis que les inférieures ont persisté : parce que celles-ci ne trouvant plus d'antagonistes qui s'opposent à leur divergeance, se penchent peu-à-peu en devant, en s'écartant même sensiblement les unes des autres; elles décrivent ainsi un arc infiniment plus grand qu'il n'était primitivement. J'ai appliqué plusieurs fois avec un succès constant, des fils de soie qui enlaçant les dents ainsi déviées chez des personnes déjà âgées, les ont néanmoins reportées petit-à-petit dans leur véritable position. Alors seulement il me fut possible d'adopter la forme de la belle denture : mais ce redressement est long, et jusqu'à ce qu'on l'ait obtenu, on est obligé de placer une pièce provisoire qui passe en dedans de leur cercle, s'il est beaucoup trop évasé; ou bien qui lui est parallèle, s'il l'est moins. Mais on attend, pour en exécuter une qui ait plus de mérite, que la denture opposée soit revenue à sa situation naturelle.

Ces remarques sont applicables au plus petit comme au plus grand travail, au placement d'une dent, comme à celui d'un dentier pour une seule mâchoire ou d'une denture complette. On peut les regarder comme des règles, qu'il faut suivre avec l'attention d'en étudier toutes les exceptions.

Comme aujourd'hui les pièces artificielles peuvent être fabriquées de différentes substances, il est également divers procédés pour les ajuster. Avant que les Dentistes ne levassent des modèles de la bouche, ce n'était qu'en essayant à tout instant leur travail, qu'ils étaient obligés de sculpter en présence de leurs cliens, qu'ils parvenaient à l'asseoir : encore ne pouvaient-ils le faire que très-imparfaitement, quoiqu'ils usassent de la dent d'hypopotame qui est facile à travailler. Maintenant on ne fait guère de pièces, *séance tenante*, à moins qu'elles ne soient de très-médiocre étendue. On *préfère* lever les moules des brèches qu'on a à remeubler, afin d'y imprimer des plaques; ou d'y modéler des matières terreuses, qui suivent les moindres inégalités des gencives.

Si on confectionne les dentiers avec des os d'animaux, on peut bien plus facilement les sculpter sur le modèle, enduit d'une couche de peinture d'huile d'olive et d'oxide rouge de fer, que sur la bouche elle-même. Pour cela, on prend un morceau de l'une de ces substances, et après l'avoir dégrossi avec la scie et la rape, on le présente sur le modèle, et avec des *échoppes* et des *burins*, on enlève les marques de colorant. On continue ainsi, jusqu'à ce qu'on soit arrivé au point d'établir un contact parfait.

Si on juge convenable de mettre une plaque de métal entre la gencive et la pièce artificielle, on la fabrique d'abord, puis on l'assujettit avec un peu de cire d'Espagne sur le modèle, et c'est elle qu'on barbouille de peinture pour en suivre toutes les formes. Rien n'est aussi facile que cette incrustation : cependant on ne l'obtient qu'à force de patience.

Avant de façonner des dents ou d'en rapporter, il est très-essentiel d'essayer et de corriger, sur le client, les pièces qu'on a ébauchées; car plus d'un artiste, pour avoir omis cette formalité, a été forcé de recommencer des travaux importans. Ne terminez donc jamais sans examiner dans la bouche s'il n'y a point de défaut, si l'alignement circulaire est observé, si les dents de la personne sont en rapport parfait avec celles de la pièce que vous avez faite ; car elle doit occuper tout l'emplacement ébréché, sans forcer latéralement, et sans y être lâche. Dans le premier cas, les dents restantes céderaient et se déplaceraient à la longue. Dans le second, le dentier remuerait même en parlant, et les ligatures tirailleraient les dents du malade, et en détermineraient bientôt la chûte. On s'occupe ensuite de mettre le travail en harmonie avec les dents de la mâchoire opposée, de telle sorte qu'il ne les heurte point. On examine s'il est nécessaire qu'il saille en avant, ou qu'il rentre en dedans : puis on marque le milieu de la bouche avec un crayon, en prenant pour guide de cette petite, mais importante opération, le frein de la lèvre, lequel est ordinairement sur la ligne médiane. On en trace une qui soit perpendiculaire. Si on n'a pas cette attention, et qu'il y ait de la pente dans le bord alvéolaire de la mâchoire, on s'expose à ce que les dents factices qui paraissaient d'aplomb à la main, soient de travers lorsqu'elles seront placées.

La ligne centrale étant tracée, on dessine avec un crayon le nombre des dents perdues ; on leur donne la largeur qui paraît avoir été celle des absentes ; on s'informe si elles étaient serrées ou écartées, et même il est bon de consulter, à ce sujet, le goût des personnes ; car ici le caprice vient souvent contrarier le génie de l'artiste : mais lorsque, sans nuire à la solidité du travail, il peut suivre les fantaisies des cliens, il doit faire abnégation de ses propres idées. On sculpte donc, d'après toutes ces règles, en prenant une denture humaine pour l'imiter ; sur-tout lorsqu'on n'a pas la grande habitude de l'exécution.

Les artistes distingués ne se servent guère présentement de l'hypopotame, que comme d'une base qui peut figurer la gencive sur laquelle on rapporte des dents ; c'est, il est vrai, un surcroît de travail : mais n'en est-on pas bien récompensé, et quelle différence d'un objet qui en impose aux yeux les plus scrutateurs, d'avec un autre qui après avoir été d'abord d'un blanc éclatant, et contre nature, se ternit bientôt pour prendre une nuance jaunâtre ou bleue, indiquant à tout venant, que l'art a été mis à contribution? Frappé de ces désagrémens, chacun présentement use soit de dents naturelles, soit des compositions minérales qui les imitent infiniment mieux que les os d'animaux.

Lorsqu'on veut rapporter des dents humaines, ou de composition, sur une pièce d'hypopotame, d'ivoire, ou d'os de bœuf, il ne s'agit que de leur entailler une place dans ces substances, et de les y adapter par *incrustation*, ayant soin que la base osseuse dessine exactement les festons des gencives : ensuite on la teint en couleur de chair.

Cependant on n'emploie les bases que dans le cas où les gencives de la personne étant très-affaissées, il devient nécessaire de donner une certaine hauteur au travail. Or, avant que *Bourdet* n'indiquât ce procédé, on mettait des dentiers trop bas et sans proportions, ou bien on rapportait, dans les brèches, des dents d'une longueur démesurée, qui lorsque la personne riait, faisaient un très-mauvais effet.

Quand il n'y a qu'une faible rétraction des chairs, et sur-tout peu d'affaissement des bords alvéolaires, on peut adapter des dents isolées sur une simple plaque servant de base ; on les ajuste donc dessus une à une, avec de la *peinture*, et on les y fixe par un des moyens dont nous parlerons. Au reste, soit qu'on use de dents d'hommes, soit qu'on emploie celles de composition incorruptible, on a toujours soin de les placer parallèlement à la ligne perpendiculaire de la face. Enfin, j'observerai qu'une trop grande régularité dans une pièce artificielle est un défaut, en ce qu'elle attire l'attention des curieux : il est donc mieux d'y pratiquer à dessein quelques bizarreries ; car on

en

en observe même sur la denture des personnes qui passent pour en avoir une très-belle, quoiqu'elle ne soit pas d'une symétrie géométrique.

Les moyens de maintenir les instrumens de la prothèse buccale sont nombreux, et relatifs aux dispositions locales : car, tantôt il reste des dents, d'autres fois il n'en existe plus. Dans le premier cas, on se sert de ces organes comme de supports, ayant soin de choisir autant qu'on peut ceux qui sont fermes dans les alvéoles. Dans le second, on a recours à des ressorts suspenseurs.

D'après ces aperçus, on sent que pour exécuter les machines qui doivent remplacer quelque partie de la bouche, on a besoin de posséder un laboratoire composé de divers outils.

ARTICLE III.

Description d'un laboratoire, et idées générales sur le manuel.

Le Chirurgien-Dentiste doit avoir un cabinet particulier : dans celui-ci il réunira les instrumens nécessaires pour opérer. Il sera séparé, mais près d'un autre appartement dans lequel il fabriquera ou fera fabriquer les diverses machines qui servent à la prothèse.

La disposition de son laboratoire sera telle que ceux qui y travaillent puissent trouver sous leur main, tout ce qui est nécessaire pour exécuter promptement et solidement les pièces artificielles.

Il est avantageux que la lumière y vienne plutôt du nord ou de l'est, que du midi ou de l'ouest.

La mécanique buccale exige l'emploi d'une grande quantité d'outils empruntés de différens arts. Pour s'en servir habilement, il est absolument nécessaire de prendre quelques leçons d'artistes de diverses professions, tels que *bijoutier*, *porcelainier*, *fondeur*, *sculpteur*, *coutelier*, *tourneur*; ou bien de travailler quelques années avec un dentiste qui ait beaucoup d'expérience.

Les objets suivans sont indispensables pour exécuter sûrement les travaux.

Un *établi* de bijoutier à plusieurs places, scellé dans l'embrâsure d'une croisée, (*fig.* 1).

Une *peau* pour recevoir les limailles, sera clouée en-dessous.

Un *fort étau* à pied, solidement attaché à cet établi, (*fig.* 2). Il est nécessaire d'avoir des mâchoires de plomb qu'on y rapporte au besoin.

Un *petit étau* d'horloger, fixé à la droite de chaque place, (*fig.* 3) pour tenir les objets peu volumineux.

Un *touret*, avec divers porte-aiguilles, vissé sur un morceau de bois long de huit ou dix pouces, afin d'appuyer la main qui soutient ce qu'on veut percer. Pour s'en servir on pince le *touret*, ainsi monté dans la mâchoire de l'étau, (*fig.* 4).

Il est nécessaire d'avoir une provision de *bonnes aiguilles* à coudre, ainsi que des équarrissoirs de diverses grosseurs et longueurs. On en fixe une par la pointe à chaque *porte-aiguille*, on casse la tête et on l'aiguise en forme de lance. Ces espèces de forets sont infiniment préférables à ceux qu'on fait soi-même, avec du fil d'acier, à la manière des horlogers. Les aiguilles peuvent, sans s'engorger, percer des pièces très-épaisses, parce qu'elles vont en *dépouille* d'une extrémité à l'autre.

Les *porte-forets* de bijoutiers sont aussi employés par quelques dentistes : mais ils sont loin de réunir les avantages du *touret* dont je viens de parler, (*fig.* 5).

Il faut avoir *plusieurs archets* d'acier ou de baleine, auxquels on adapte de la corde de boyau, à l'aide de laquelle on fait mouvoir le touret ou le porte-foret, (*fig.* 6).

Le *drille* est aussi un outil très-commode pour percer les plaques, (*fig.* 7).

Des porte-scies de différentes grandeurs, et de bijoutier, (*fig.* 8).

Un *barreau aimanté*, pour ôter le fer qui se mêle à la limaille des métaux précieux dont on fait usage, (*fig.* 9).

Des pinces appelées *Bruxelles*, (*fig.* 10).

Une *loupe*, grossissant les objets cinq ou six fois.

Un *porte-outils*, espèce de plaque horisontale percée de beaucoup de trous, qui admettent des *grattoirs*, ronds et pointus, (*fig.* 11).

Des *échoppes*, de diverses formes et largeurs, (*fig.* 12).

Des *burins*, (*fig.* 13) pour commencer les trous qu'on veut percer, afin de fixer l'extrémité du foret, de sorte qu'il ne vacille pas.

Des *limes* de différens grains, formes, longueurs et grosseurs.

Des *rifloirs*, des *râpes*, etc. (*fig.* 14).

Des *Compas* à pointes et d'épaisseurs, (*fig.* 15).

Des petites *équerres* et *fausses équerres* en cuivre ou en acier, (*fig.* 16).

Un *laminoir* appelé *débitant*, (*fig.* 17) pour amincir les morceaux de métal, dont le dentiste se sert. Les rouleaux faits en acier, sans pailles, doivent avoir au moins la longueur de trois pouces, afin de pouvoir faire passer entr'eux des plaques de la largeur de la bouche humaine.

Un perforateur à racines. (*fig.* 18).

Une sonde à racines. (*fig.* 18).

Des *tarauds* triangulaires pour former des pas-de-vis dans les racines dont le canal central s'est agrandi, et qui a besoin d'être réparé, ainsi que je l'indiquerai, (*fig.* 19).

Des pierres à adoucir, sont utiles, mais il faut sur-tout posséder une bonne pierre à l'huile, dite du levant, et qui n'ait point de veines. Celle-ci reste sur l'établi, afin d'y affiler échoppes, burins, forets, etc.

Une grande meule de grès, de 15 à 18 pouces de diamètre, que l'on fait mouvoir avec le pied par le moyen d'une manivelle répondant à une pétale, ainsi que le font les rémouleurs. Cette meule passe dans de l'eau contenue dans une auge garnie de plomb, (*fig.* 20).

Des *eisailles* de bijoutier, (*fig.* 21) pour couper les métaux.

Des *pinces tranchantes*, de diverses formes, (*fig.* 22).

Des *pinces* à mâchoires plattes ou rondes, recourbées, creuses, (*fig.* 23).

Des *tenailles* à boucle, forme d'étau, (*fig.* 23 *bis*).

Des étaux à main, des *bigornes*, et un petit *tas d'acier*, fixés sur des masses de plomb.

Des *marteaux* à river et à emboutir. (*fig.* 24).

Des *filières* à trous ronds, carrés, oblongs, pour réduire les fils métalliques à la grosseur que l'on désire. (*fig.* 26).

Une *tenaille et un banc* à tréfiler les métaux, (*fig.* 27).

Des *filières* à coussinets, pour faire des vis dont le pas soit large (*fig.* 28); celles des horlogers ne sont pas propres aux dentistes, parce que le pas en est trop serré et trop peu profond.

Une *roue à calibrer*, tant pour mesurer la force du fil, que l'épaisseur des plaques qu'on destine à former des montures. (*fig.* 29).

Des *scies* de diverses longueurs, et de très-fines, qu'on peut rapporter dans un petit porte-scie qui n'ait pas plus de deux pouces de long; celui-là étant utile pour couper les dents sur la bouche elle-même; (*fig.* 30).

De petits tas de plomb, sont utiles pour appuyer les dents qu'on rive, lorsqu'on se sert de pivots à vis. (*fig.* 31.)

Des *rivoirs plains*, qui servent à former les têtes de goupilles. On pose une extrémité du rivoir sur la pointe de la goupille, et on frappe à petits coups de marteau sur l'autre, de manière à obtenir un épatement qui l'empêche de se retirer. (*fig.* 32.)

Des *enfonce-goupilles :* ceux-ci ressemblent à des emporte-pièces; on engage la pointe de la goupille dans le trou de cet instrument, et en frappant avec un marteau sur l'autre extrémité, on force la pointe de métal de s'enfoncer très-solidement, et de prendre dans les deux pièces qu'on veut réunir. Ce petit outil est très-utile, et n'est pas assez répandu. (*fig.* 33).

Des *fouloirs*, pour appuyer sur les plaques placées sur les modèles de soufre dont on veut prendre les formes, sans avoir recours aux moules métalliques, (*fig.* 34).

Quelques petits *maillets* de bois pour donner des formes à certaines plaques qu'on appuie à cet effet sur une roulette de cuivre sur laquelle on pratique à la lime, des entailles. On appelle cela *emboutissage*. On peut par ce moyen faire aux plaques, des bosses et des inégalités, ou bien agrandir celles qui y sont déjà. Cette opération a donc pour but, soit de modéler une plaque qui doit avoir peu d'irrégularités, ou de rectifier celle qui en ayant beaucoup, en présente plusieurs qui ne sont pas exactes.

Une *forge* de bijoutier avec son soufflet, (*fig.* 35).

Des bouts d'aciers assortis. (*fig.* 36).

Des *creusets*, des capsules *de Hesse*, (*fig.* 37).

Plusieurs marteaux et tenailles à forger. Une enclume, une lingotière. Des capsules de verre, des pincettes grandes et petites, etc. (*fig.* 38).

Un *dérochoir* en platine, pour faire revenir à leur belle couleur, les plaques métalliques qu'on fabrique, et qui ayant été mises à plusieurs reprises dans le feu, s'y sont salies. (*fig.* 39).

De la *terre et du sable à modéler*, qui seront fraîchement placés à la cave.

Du *sable* tamisé : il sert pour augmenter l'action de la meule sur les substances minérales qu'on veut user.

Du *plâtre* à mouler : on le conserve dans une cruche de grès bien bouchée et placée dans un lieu sec.

Du *soufre* en bâton.

De la *cire-vierge*, de la *cire à modéler*.

Du *plomb*, de *l'étain*, du *régule d'antimoine*.

Du *cuivre* en morceaux, du *zing*, ou des morceaux de *bronze*.

Des *vases de fonte*, ou de fer battu, pour faire fondre les métaux ci-dessus.

Du *ciment* de bijoutier ou de lapidaire.

De la *pierre ponce*, des *polissoirs* très-unis, en acier trempé, pour effacer par le frottement, les marques de lime qui résultent du travail des métaux, et qui sembleraient rudes à la langue ; on porte ce poli au vif brillant en faisant usage d'oxide rouge de fer précipité de la dissolution du sulfate de ce métal. La potée d'étain est également utile pour repolir sur-tout, les dents terro-métalliques qui ont éprouvé quelque dégât pendant les diverses opérations qu'on leur fait subir avant de les placer dans la bouche.

Une *lampe à souder* au chalumeau, ou d'émailleur avec un soufflet, (*fig.* 40).

Des chalumeaux de divers calibres, (*fig.* 41).

Des *charbons* de bois blanc, choisis sans gerçures.

Une *jatte* à souder, en fer-blanc ou en terre; diverses soudures pour unir ensemble les pièces de métal.

Du *borax*, pour faciliter la fusion, tant des métaux que des soudures.

Du *fil-de-fer* fin, recuit, pour réunir les pièces qu'on veut souder. *Le fil de platine* doit quelquefois être préféré, sur-tout lorsqu'il s'agit de faire subir un grand coup de feu à la pièce.

Des petits *crampons*, pour fixer sur le charbon, certaines pièces qu'on ne peut lier. (*fig.* 42).

Pour *souder*, on met un peu de borax sur un morceau de marbre blanc, on y ajoute de l'eau propre ; on obtient de cette manière une espèce de bouillie. On en prend avec un pinceau, on en enduit les endroits où on désire que la soudure se répande, et après avoir placé d'espace en espace de *petits paillons* de celle-ci, on pose la pièce sur un charbon de bois blanc, ou bien dans la jatte à souder.

On prend ensuite un chalumeau, et on dirige un large jet de flamme de la lampe, de manière à faire rougir toute la pièce; puis, rendant la flamme plus aiguë en serrant les lèvres sur le chalumeau, on la ramenera entièrement sur l'endroit où est la soudure; on s'arrête aussitôt que celle-ci a coulé par-tout où l'on désirait. Lorsque la pièce est réfroidie, on la fait bouillir dans de l'eau rendue acide par *l'eau forte* ou l'huile de vitriol. Cette opération s'appelle *dérocher;* par elle le métal est nettoyé du borax qui s'est vitrifié à la chaleur.

Au reste, la théorie de ces travaux ne peut suffire, il faut avoir vu faire la chose par un orfèvre, et prendre de lui quelques leçons pratiques.

Il est avantageux d'avoir un *tour en l'air*, et d'y savoir fabriquer soi-même une foule de petits outils. On y monte des meules de grès, d'étain, d'acier, de porcelaine, du diamètre de six lignes à trois pouces; elles servent, à l'aide du sable fin et de l'eau, à ronger les substances vitrifiées dont nous parlerons, puisque la lime ne les attaque point. Au lieu de sable, on peut employer l'émeri; mais il a l'inconvénient de s'introduire dans les pores des matières terro-métalliques, et d'y laisser de petits grains noirs. Les meules se fixent à un axe long de quatre à cinq pouces, par le moyen d'un peu de ciment de bijoutier. (*fig.* 43).

Enfin il faut encore avoir des *fraises* ou petites meules d'acier dentelées, qui sont très-nécessaires pour évider les parties creuses des pièces osseuses, lesquelles, par ce moyen, sont bien plus promptement ébauchées qu'avec les burins. (*fig.* 44).

Sur le tour, il est facile de monter des meules de bois pour polir certains ouvrages, et entretenir propres les instrumens dont on se sert pour la bouche.

Des *plateaux* de glace épaisse.

Des *molettes* de verre.

Un *moulin* à broyer, composé de deux petites meules de grès montées horisontalement, et de la même manière que sont les moulins à moutarde.

Ces divers instrumens sont nécessaires pour broyer les *oxides*, les *quartz*, et les terres qui servent à la fabrication des dents terro-métalliques.

Un grand et un petit *fourneau* de fusion, seront placés dans une bonne cheminée dont l'embouchure inférieure sera exactement close.

Un des deux sera de quatre à cinq pouces de diamètre intérieur, sur dix à douze de la grille à la voûte du chapiteau.

Ce petit fourneau est très-commode pour raccommoder quelques pièces cassées, ou pour exécuter des travaux en composition, qui n'exigent pas un feu très-fort, tels que la mise en couverte, *et en couleur de gencives.*

Le second fourneau est du diamètre de dix pouces, sur quatorze à quinze; la grille doit être facile à enlever, afin de cesser le feu tout-à-coup, lorsque les pièces sont cuites. Celui-ci sert à vitrifier les compositions dont je parlerai dans le cours de l'ouvrage, (*fig.* 46).

Des gazettes, espèces de petits coffres en terre réfractaire, sont indispensables pour y enfermer les pièces de dents qu'on fait vitrifier dans les fourneaux, il faut donc en avoir une provision : car, supportant un grand coup de feu, elles s'y détruisent aisément, et souvent il faut les mettre au rebut quoiqu'elles n'aient servi qu'une seule fois. Pour ces divers objets je renvoie à l'explication des planches, ainsi qu'à l'article dans lequel je traite de la manière de soumettre les pièces à l'ardeur du feu.

On a aussi de longues pincettes solides et

des branches de fer appelées *fourgons*, pour placer et tasser le charbon dans les fourneaux.

Une grande boîte éloignée du fourneau de quelques pas, doit contenir plusieurs mesures de charbon bien net, de bois de chêne en petits morceaux, parce qu'il se tasse mieux et chauffe plus fort. Un *étouffoir* est également essentiel.

Telles sont les choses indispensables dont le mécanicien-dentiste a besoin de se pourvoir pour exécuter les divers travaux qui sont de son ressort. Il place tout avec ordre, afin de ne jamais chercher.

Les dentistes font un grand usage de la *lime*, il est donc essentiel de s'accoutumer à bien conduire cet outil. Il n'est point d'art dans lequel on ait autant besoin d'en avoir de formes et de grosseurs différentes. En effet, depuis la lime anglaise aiguille, ronde, carrée, triangulaire, mince et pointue, ou bien platte et égale en largeur, jusqu'à la grossière râpe d'Allemagne, nous usons de toutes les espèces: car avec ces dernières nous ébauchons l'hypopotame et nous le réduisons à n'être plus qu'un cercle délicat ; alors nous nous servons d'outils qui le sont eux-mêmes davantage. Tantôt nous limons de l'acier, d'autre fois des métaux précieux, etc. etc. Or, chaque matière doit être attaquée de manière à en tirer parti avec le moins de chances défavorables et de pertes possibles.

On lime les pièces massives après les avoir pincées dans l'étau, mais les objets délicats doivent être tenus à la main en les appuyant sur la *cheville* de l'établi.

Quelle que soit la matière que l'on travaille, il est donc nécessaire de l'ébaucher avec une lime rude, plus ou moins volumineuse; puis on efface les gros traits qu'elle a faits avec une autre qui est plus douce; enfin on termine par polir.

Forger, tremper. Le dentiste s'habituera à fabriquer toutes sortes d'outils, attendu qu'il se trouve souvent dans la nécessité d'en exécuter qu'il ne pourroit acheter chez les clincaillers. Comme celui qui exerce notre profession ne se trouve jamais dans la situation d'agir avec parcimonie, il doit, lorsqu'il veut faire quelques outils coupans, se servir du meilleur acier qu'il y ait: or celui qu'on appelle *fondu*, est le préférable. Pour le *forger* on le fait rougir couleur cerise. Pour le *tremper*, on le fait chauffer lentement jusqu'au rouge-brun, au milieu de charbons qui se sont allumés sans souffler. Dans cet état on plonge perpendiculairement l'outil, dans un vase d'eau de rivière ou de fontaine : Ainsi l'acier acquiert une dureté très-grande ; mais il est sec et cassant comme le verre ; en conséquence, on le fait *revenir*. Pour cela on le remet sur les charbons, et aussitôt qu'il a pris une couleur jaune on le jette dans l'huile. S'il n'est pas nécessaire que la trempe existe d'un bout à l'autre, on n'en plonge dans l'eau qu'une certaine étendue, afin de profiter de la chaleur du reste pour faire revenir. Si l'outil n'est point destiné à couper, on doit le ramener *au bleu*. L'extrémité des forets fins peut être chauffée à la lampe ou à la flamme d'une bougie, et enfoncée dans la cire ou le suif (1).

Lorsqu'on fabrique soi-même les forets, on se sert de *pied d'acier*, on les lime en cône très-alongé, puis d'un coup de marteau l'on en applatit l'extrémité, on lime celle-ci de manière à former une lance plus ou moins allongée. Le principal est que la dépouille soit bien prononcée, afin que les copeaux puissent sortir facilement, sans quoi le foret s'engorge et casse.

Des Trous. Avec les forets, le dentiste fait des trous aux pièces, soit pour les confec-

(1) Voyez la deuxième Edit. du Manuel du Tourneur, par Bergeron, publiée à Paris, en 1816.

tionner,

tionner, soit pour les maintenir en place au moyen de ligatures. Il a besoin en les exécutant d'avoir la main qui tient le travail, tellement bien appuyée contre l'établi ou sur le support du touret, qu'elle ne vacille pas, et que le foret tourne exactement sur son axe. Avant de percer on marque au crayon l'endroit où doit entrer et sortir chaque trou, puis avec un burin on le commence, afin que le foret ne s'en écarte pas. Lorsque celui-ci doit parcourir un long espace, il est utile de tracer des lignes au crayon : elles servent à guider l'œil dans la direction à suivre.

Il faut sur-tout éviter que les doigts ne se trouvent en face de la sortie, attendu que s'il traversait inopinément, on pourrait se blesser. Quand le trou est destiné à recevoir une goupille, il est essentiel qu'il soit cônique : on le rend tel en y passant un équarrissoir. S'il est destiné à recevoir une vis, il doit être d'un diamètre égal. Si on le destine à recevoir une goupille quadrilatère, on lui donne cette forme avec de petites limes qui l'ont elles-mêmes.

L'Ecrou est une vis faite dans un trou au moyen d'un *taraud* d'acier trempé doux : en l'agitant doucement on parvient à en marquer les pas. Lorsqu'on taraude, ou qu'on perce des métaux, on se sert d'un peu d'huile; quand ce sont des substances osseuses, on prend de l'eau. Dans tous les cas on ne doit pas négliger de laver le trou avant d'y introduire la goupille ou la vis, attendu que s'il reste du détruitus, la pièce noircit à cet endroit. On fraise ou évase l'orifice des trous, afin de cacher la rivure de la goupille dans l'épaisseur de la matière.

Goupilles. Elles se font à même un fil de platine ou d'or, un peu plus gros que l'orifice le plus évasé du trou dans lequel elles doivent entrer. On pince ce fil dans une tenaille dite à boucle, et on le lime en cône allongé, soit sur la cheville de l'établi, soit sur un petit morceau de bois ou de liége maintenu dans l'étau. On ébauche avec une lime rude, puis on termine avec une autre qui est douce. La goupille doit *forcer* dans toutes les pièces qu'elle traverse. Voilà pourquoi elle a besoin d'être en pointe, ainsi que le trou, ou tous les trous dans lesquels elle passe.

Dans quelques cas on se sert de goupilles quadrilataires, oblongues, ovales, pour s'accorder avec la forme des trous. Les goupilles sont quelquefois terminées par quelques pas de vis qui se font à la filière à coussinet.

Il en est de même des *rivets* qui servent à divers usages.

River est une chose importante, puisque de cet acte dépend la solidité de la monture des dents humaines, et de plusieurs autres opérations.

Si c'est une goupille qu'on rive, on en tient une extrémité dans la pince à boucle, puis on coupe uniment l'autre de manière à ce qu'elle ne dépasse que d'un quart de ligne environ; alors, avec la tranche d'un petit marteau on frappe sur cette pointe de manière à former une tête, non applatie et écrasée, mais arrondie et en *goutte de suif*.

Si c'est un rivet à vis: comme celui-ci ne traverse pas de part en part, on ne peut le pincer dans la tenaille; mais on appuye la pièce dans laquelle il est fiché, sur une masse de plomb, et on rive au marteau. Lorsqu'on a eu l'attention de bien supporter la pièce sur un corps qui *absorbe* le coup, il est rare que l'on casse les objets même les plus délicats en frappant sur le rivet. La tête étant faite, il est bien de l'unir en y passant la lime.

Sculpter. C'est une chose fort importante que de savoir imiter, au burin et au grattoir, les formes des dents et celles des gencives. La belle exécution est un luxe nécessaire aux dentiers. Les anciens n'avaient aucune sorte de goût dans la sculpture des leurs. Je possède des pièces qui ont été faites il n'y a pas plus de quarante ans, et qui sont si massives et si grossières, qu'on reste étonné en pensant que des gens qui se mêlaient de remplacer les dents, les imitassent aussi mal. Ils se contentaient de faire arbitrairement des séparations sur la partie antérieure d'un morceau d'hippopotame; puis pour completter ce chef-d'œuvre, ils se contentaient de donner deux coups de lime en croix afin d'imiter les molaires. On trouve dans Fauchard et dans Bourdet, des gravures d'après lesquelles il est facile de se former une idée de la manière d'exécuter des artistes de ce temps. Comme aujourd'hui on est plus difficile, c'est sur-tout à l'aide des *grattoirs*, dont les figuristes en ivoir se servent, qu'on sculpte les dents.

Les *graveurs* conduisent tellement bien l'*échoppe* et le *burin*, qu'en les regardant travailler, on apprend aussi à tirer grand parti de ces deux outils. Il faut sur-tout sculpter à la *cheville*, attendu qu'on y peut facilement tourner et retourner l'ouvrage, et que l'étau est un outil perfide, qui écrase fréquemment les objets fragiles.

Chaque dent doit être dessinée au crayon

d'après nature, avant d'être sculptée. Le compas guide également, afin que les dents parallèl aient de semblables dimensions.

Je borne là ces généralités qui ne suffiraient certainement pas pour enseigner à exécuter les pièces artificielles : mais dans le cours de ce Traité, nous mentionnerons diverses opérations qui suppléeront à ce que ne contient pas cet article.

ARTICLE IV.

Des Métaux susceptibles d'être employés dans la bouche.

Tous les métaux ne peuvent sans danger séjourner dans la bouche, parce que la salive en attaque quelques-uns, de manière à les détruire ou à former des sels métalliques dangéreux pour la santé; en conséquence, il est indispensable de ne se servir que de ceux qui s'oxident le plus difficilement : mais nous devons remarquer ici, que parmi les métaux précieux, le seul dont on puisse faire usage sans aucun alliage, est *le platine*, parce qu'il conserve à l'état de pureté parfaite, l'avantage d'avoir une grande consistance. Joignons à cela qu'il est le moins attaquable par les réactifs chimiques, et nous en tirerons la conclusion qu'il doit être préféré à tous les autres.

L'or ne peut acquérir une certaine roideur qu'en y alliant diverses proportions de cuivre. Il est donc moins avantageux que le précédent.

L'argent seul n'est pas employable par les dentistes, attendu qu'il noircit dans la bouche, à cause des gaz sulphureux qui s'échappent du poumon ou de l'estomac. Il se réduit même en une espèce de sulphure répandant un goût metallique fort désagréable. Sa ductilité étant d'ailleurs très-grande, on est obligé de la diminuer par l'addition d'une portion de cuivre qui le rendant encore plus attaquable, le dispose au *vert-de-gris*.

L'alliage d'or et d'argent produit ce qu'on nomme *l'or vert* : celui-ci a plus de consistance que l'un ou l'autre de ses composans seuls; quelques dentistes s'en servent, et on peut, en y ajoutant une très-petite proportion de cuivre, en former un bon métal à notre usage. Le mélange de ces trois métaux est assez consistant.

Je n'ai pas besoin de dire que le *cuivre* seul ne doit pas être employé; ce pernicieux minéral se combine si facilement à l'oxigène, et donne des sels tellement dangereux, qu'on ne saurait trop le proscrire. J'ai vu cependant des personnes qui avaient des dents artificielles maintenues avec des fils, ou des tenons de ce métal, et qui n'en étaient point incommodées; mais, de ce que le poison est en trop petite quantité pour tuer tout-à-coup, s'en suit-il que son introduction lente et journalière dans l'économie, n'ait rien de redoutable? Au reste des pièces de dents qui étaient fixées par des tenons de cette matière, sont devenues toutes *vertes*, comme si elles eussent été teintes à dessein en cette couleur.

Quant au fer, il n'a rien de dangereux, et il pourrait être bon s'il n'avait pas le désavantage de se détruire très-facilement par l'action de la salive; il s'oxide et devient noir en fort peu de tems. La pièce dans laquelle un tenon de cette substance est enfoncé, se ternit promptement, et ne peut bientôt plus servir. Il est même digne de remarque, qu'il n'est pas nécessaire qu'il y ait un gros morceau de fer dans une dent, pour qu'elle soit réduite à cet état. La moindre parcelle qui y reste, et qui provient de l'extrémité d'un foret cassé dans son épaisseur, suffit pour la colorer entièrement, et obliger l'artiste à recommencer sous peu un autre travail. En conséquence, lorsqu'un foret est rompu dans un dentier, il faut *absolument* l'enlever, soit en perçant de l'autre côté, et aller à sa rencontre, soit en l'attirant avec un crochet, etc. Ensuite on lave bien le trou, afin qu'il ne reste pas de *copeaux*.

D'après ce que je viens d'exposer, les seuls métaux employables dans la confection des machines buccales sont, le platine, l'or allié avec une petite proportion de cuivre, et enfin l'or allié à l'argent seulement, ou à un peu de cuivre, et préparés de manière à pouvoir remplir les usages auxquels on les destine.

Lorsqu'on frappe les métaux avec un marteau, ou qu'on les passe entre les rouleaux d'un laminoir, on en rapproche les molécules, ils acquièrent de la dureté, puis de l'élasticité: mais ils deviennent cassans; en conséquence on ne peut leur rendre leur ductilité primitive qu'en les faisant rougir au feu, de tems en tems. Enfin, plus il y a d'alliage dans le métal, plus il se *récrouit* aisément.

Il n'est pas toujours possible de faire des travaux sans joindre ensemble quelques pièces de métal. On les réunit donc par le moyen de la soudure, et il en est une propre à chacun, c'est ce dont nous parlerons bientôt.

Des Métaux en particulier.

1°. *Platine ou or blanc.* Le platine ne se rencontre point à l'état de métal; il est contenu dans une espèce de *gangue* qui ressemble à de la graine de chenevis : celle-ci contient aussi divers métaux et des matières terreuses qu'il est nécessaire d'en séparer. Cette séparation ne s'opère que par une suite de procédés chimiques connus ; mais qui demandent du tems, de la patience, et un atelier disposé à cet effet.

Il y a deux manières d'extraire le platine de son minerai. La première, dont Janetty père a donné la description en 1790, (*V*. la Chimie de Fourcroy,) qui est appelée la voie sèche, consiste à fondre le minerai à un feu de forge, en y ajoutant de grandes proportions d'*arsenic*. Ce dernier dévore les matières étrangères. On continue le feu un certain tems, et on soumet la masse spongieuse et aigre qui provient de la fonte, à la percussion d'un *mouton*, espèce de *masse*, du poids de quarante ou cinquante livres, qu'on laisse glisser à plomb entre deux pièces de bois. Après chaque percussion, on évapore une portion d'arsenic dans un feu doux, puis on rapproche encore les pores du métal par un coup de *mouton*.

Ce procédé a présenté l'inconvénient de laisser exister dans le platine, des métaux qui sont aussi réfractaires que lui, et sur-tout ceux qui sont fixes au feu, tels que l'or, etc.

En conséquence, on a employé un moyen plus certain d'obtenir chaque métal isolément, par la dissolution du minerai dans des acides : c'est ce qu'on appelle voie humide.

Ainsi, après diverses précipitations, on obtient le platine pur et en oxide jaune, qu'on fait évaporer; alors le platine reste à l'état d'une poudre grise très-fine. On fait chauffer celle-ci fortement, et à l'aide du mouton, on parvient à en former des masses de métal très-ductile.

Il est digne de remarque, que bien que le platine ne fuse point sans fondant, même au coup de feu le plus haut de nos fourneaux; néanmoins, il peut acquérir à la seule chaleur de la forge du bijoutier, un certain ramollissement qui en dispose les morceaux à s'aglutiner ensemble. Il ne s'agit ensuite que de les frapper fortement, ainsi que font les maréchaux, pour *joindre* le fer.

Lorsque le platine a été bien préparé, les molécules en sont très-rapprochées; il joint à une grande tenacité, le précieux avantage d'être d'un blanc-gris très-favorable aux dentistes, en ce qu'il est moins brillant que l'or; quoique d'une pesanteur spécifique plus grande que ce dernier, la différence est trop faible pour qu'elle paraisse importante. Il a d'ailleurs l'agrément de ne s'oxider que très-difficilement, et d'avoir une bonne consistance, même étant le plus épuré possible. C'est donc lui que les dentistes doivent employer de préférence. Le mucus buccal cependant acquiert quelquefois des qualités si différentes de celles qui lui sont ordinaires, par exemple dans les fluxions et dans certaines maladies graves, que j'ai vu la superficie du métal dont nous parlons, s'être *iridée* ou même moirée. Au reste, le moindre frottement la ramenait à son poli ordinaire. Le platine s'allie très-bien avec l'or, et j'en ai fait un composé qui m'a souvent été utile. J'en parlerai dans un moment.

Soudure du Platine. D'après ce que je viens d'exposer, on doit se servir de l'or fin pour souder ensemble les pièces de platine.

Cependant on peut aussi user d'or à 22 ou même à 18 karats: mais ce dernier, nécessitant pour se fondre une chaleur infiniment moindre que l'autre, s'étend sur le platine, sans en pénétrer suffisamment les pores, de sorte que l'union n'est pas aussi intime. J'ai toujours observé que si le platine n'a pas été fortement chauffé avant de faire couler la soudure, le travail était moins solide : voilà pourquoi l'or fin le soude mieux, parce qu'il ne se fond lui-même qu'à une haute température, et qu'ainsi il en pénètre profondément les pores, qui ne se dilatent parfaitement que par un coup de feu très-fort. Quelques dentistes, néanmoins, se servent d'or vert pour le souder; j'avoue que cette économie est de si peu d'importance, que je n'en use jamais. Au reste, cet or conviéndrait mieux que celui qui est à bas titre.

Lorsqu'on veut fixer solidement des *branches* en or à 18 karats à une plaque en platine, il faut en agir d'une des deux façons suivantes:

La première consiste à fondre au feu de la lampe l'extrémité de la branche, sur la plaque de platine. Il n'est pas nécessaire de dire qu'il faut beaucoup d'adresse pour ne pas la couper par le *filet* de feu donné avec le chalumeau.

Le second moyen est plus aisé: fondez un peu d'or sur la plaque, à l'endroit où vous avez décidé de placer la branche; ensuite soudez-y celle-ci avec la soudure d'or dont je parlerai dans un instant: mais si vous soudez l'or au platine sans prendre ces précautions, la réunion ne sera pas suffisamment solide.

De l'Or pur et allié. L'or est certainement le métal le plus précieux pour les arts. Sa belle couleur jaune, sa ductilité, la facilité avec laquelle on l'allie avec divers autres pour en former des mélanges susceptibles d'être employés, le font regarder comme le minéral par excellence. Tantôt il se trouve à l'état métallique, et en petits morceaux, tantôt en paillettes, entraînées dans les eaux de certains fleuves, et enfin en minerai, ou mélangé avec plusieurs autres, tels que l'argent et le cuivre. Les moyens de le livrer au commerce à l'état de *pureté*, sont infiniment plus aisés que ceux qu'on emploie pour le platine, aussi la main-d'œuvre en est beaucoup moins chère.

L'or fin se trouve chez les fondeurs et les essayeurs : on l'appelle alors or à 24 karats, ou à mille millièmes. Quelques pièces de monnaie sont presque à ce titre, tel est le ducat de Hollande : mais, dans cet état, il est si ductile, qu'il ploie au moindre effort, de sorte qu'il n'est que rarement employé par nous. En l'alliant dans de certaines proportions avec de l'argent, on obtient *l'or vert*, qui a un peu plus de consistance que l'or fin ; mais qui est cependant encore beaucoup trop mou, à moins qu'on n'y ajoute un peu de cuivre.

L'or de la monnaie française ou anglaise, est, dit-on, entre 21 à 22 karats : il n'y entre qu'environ un dixième d'alliage, de sorte qu'il conserve encore une grande ductilité. On peut s'en servir avantageusement pour faire des fils ou pour souder le platine. Il est encore quelques cas où on peut en faire des plaques pour monter des dents : mais si on ne leur accorde pas une certaine épaisseur, on s'expose à ce qu'elles fléchissent au moindre effort pendant la mastication. Ainsi, ce titre est encore trop élevé, et l'or entre dix-neuf et vingt karats est préférable. Il conserve également sa belle couleur jaune, il est peu oxidable par la salive, il a à-peu-près la consistance du platine pur.

Enfin il est un titre de l'or qu'on appelle à *dix-huit*. Celui-ci admet un quart d'alliage ou cuivre épuré. Cet or a une couleur rougeâtre, il est infiniment plus résistant que les précédens. Il est facile de le récrouir par *l'étirage* et la *percussion ;* c'est celui-ci qui sert avantageusement pour faire des ressorts, des crochets, etc. ; il s'oxide légèrement dans la bouche. Cependant, à moins qu'il ne soit un peu *trop bas*, il ne noircit point. Au reste, je pense qu'on ne doit l'employer qu'en petite quantité, et seulement pour les objets qui demandent une grande résistance ou beaucoup d'élasticité.

L'or peut être rendu élastique par une espèce de trempe que le hasard m'a fait découvrir, mais qui m'a offert diverses fois le moyen de faire des crochets sans percussion. J'ai profité de cette découverte pour en faire de platine doublé, qui sont d'un grand secours lorsqu'on confectionne des pièces de composition avec des gencives coloriées imitant la nature. On rend donc élastique le platine doublé et soudé à l'or à dix-huit karats, aussi bien que cet or lui-même, en les entourant de terre grasse dite à potier, et en les plaçant ensuite dans les charbons embrâsés pour les y faire rougir : on les retire, et lorsqu'ils sont froids, on brise la terre ; alors le métal a acquis une trempe tellement sèche, qu'il casse net comme l'acier ; mais en lui donnant un léger recuit à la flamme d'une bougie, on le ramène à une flexibilité semblable à celle qu'on donne aux *ressorts de pendules*.

Il est un autre moyen d'obtenir de l'or élastique, il est connu des bijoutiers : c'est lorsqu'il a été rougi, de le laisser réfroidir pendant quelques heures dans de la cendre tiède. On voit que celui que j'ai trouvé, a l'avantage d'être plus expéditif.

D'après ce que je viens de dire, il est très-bon de savoir préparer soi-même l'or, et le mettre au titre dont on a besoin, parce qu'on n'est pas toujours à portée des orfèvres. On doit, en conséquence, avoir une connaissance exacte de celui des diverses pièces d'or qu'on rencontre dans le commerce, afin d'en tirer parti pour la prothèse buccale. On sait justement la quantité de cuivre qu'il faut ajouter à l'or qu'on veut allier pour le mettre à tel ou tel titre, en connaissant celle qui s'y trouve déjà.

Dans les grandes villes, on trouve facilement de l'or fin. Si donc on veut le réduire à 20 karats, on y ajoute un cinquième de cuivre. Le ducat de Hollande étant à-peu-près fin, peut admettre la même quantité d'alliage que l'or à 24 karats. La pièce française de 24 livres est à 21 passés. En conséquence, sur une once, ajoutez seulement cinquante - six grains de cuivre. La pièce française de 20 francs est à vingt-deux karats; sur le même poids ajoutez un vingtième de cuivre. La guinée anglaise est à vingt, ajoutez-y-en proportionnellement. A-t-on besoin d'or à 18 karats? Celui dont se servent les bijoutiers français est à ce titre. On a soin cependant de le choisir dans les morceaux où il n'y a pas de soudure. Au reste il est plus sûr de le préparer soi - même, en ajoutant à une des pièces ci-dessus, la quantité de cuivre que chacune peut admettre.

Fonte et préparation de l'Or. Pour obtenir l'union intime de l'or et du cuivre, coupez l'un et l'autre par petits morceaux, introduisez le tout dans un creuset de *hesse*, lequel sera

de

de grandeur relative au volume de votre mélange ; ajoutez une petite pierre de borax : placez ce creuset au milieu d'un brâsier de charbons allumés à la forge, couvrez-le d'un tuileau, et donnez un fort coup de feu ; chauffez environ vingt ou trente minutes, ayant soin que les charbons ardens soient toujours bien entassés autour du creuset, et lorsqu'en le découvrant, vous apercevrez que le métal est limpide et brillant, prenez le creuset avec une pince recourbée, et jetez l'or dans une petite lingotière en fer, préalablement échauffée et enduite d'huile ou de suif. Quand votre produit est réfroidi, vous l'appuiez sur l'enclume et le frappez à coups d'un fort marteau, afin de le forger.

Si la fonte a bien réussi, l'or est *doux* : c'est-à-dire, qu'il se forge sans se gercer. Après l'avoir battu sur un sens, vous le faites rougir, et lorsqu'il est froid, vous le battez sur l'autre. Par ce moyen le lingot allonge, et les pores se tassant de plus en plus, le métal est plus lié. Lorsqu'on est arrivé au point où on peut le tirer dans la filière, on abrège beaucoup de tems. En usant de ce dernier moyen on en fait du fil aussi fin qu'on veut : mais si on a besoin de plaques, on passe le métal sous le laminoir, ayant soin de le *recuire* souvent, pour le ramener à un état de douceur qui lui permette de s'étendre sans se fendiller.

On ne réussit pas toujours du premier coup à obtenir de l'or *doux*, et on dit qu'il est *aigre* lorsqu'après avoir été fondu, il se casse sec ou se gerse sous le marteau. Cela dépend de quelques substances hétérogènes qui y sont restées, telles que du fer, du plomb, de l'étain. Avant d'en avoir purgé l'or, on ne peut espérer de le rendre malléable. J'ai vu employer beaucoup de choses pour arriver à ce but, et le meilleur moyen que je sache, est de *brûler* ces corps étrangers et de les faire évaporer.

On les *brûle* par le moyen de salpêtre qu'on fait tomber dans le creuset peu-à-peu, et à plusieurs reprises, en donnant un fort coup de feu; on coule ensuite cet or dans une lingotière, et on le fait fondre de nouveau avec le borax qui le nettoye du salpêtre : mais si une petite quantité de celui-ci ne suffit pas, et que l'or soit encore cassant, alors ajoutez-y arbitrairement une portion de cuivre fin: faites fondre l'alliage, et pendant qu'il est très-chaud, jetez dans le creuset beaucoup de salpêtre, de manière à ce qu'une grande partie du cuivre que vous avez introduit dans l'or, se soit évaporée. On le coule encore, on l'essaye sur une *pierre de touche* où l'on a frotté un petit morceau d'un autre or dont on connaît le titre ; on met sur l'un et sur l'autre de l'acide nitrique à 36 dégrés, et suivant que cet acide ronge plus ou moins vîte la trace qui est sur la pierre, on juge s'il a été assez rafiné. Si l'évaporation du cuivre a été trop grande, on le fond de nouveau avec la quantité nécessaire pour le porter au titre désiré. Au reste, cette dernière opération ne devient indispensable que si l'on n'a pu rendre l'or doux, par la fonte pure et simple au borax ou à la potasse.

La soudure doit être calculée de manière à répondre au titre du métal sur lequel on l'emploie. Ainsi, l'or dit à dix-huit karats, est une excellente soudure pour l'or fin, et même pour celui à vingt-deux. Mais pour l'or à vingt, il y a trop peu de différence dans le dégré de chaleur que l'un et l'autre réclament, on risquerait en en faisant usage de fondre la pièce qu'on n'a que l'intention de souder. On se sert donc de l'alliage ci-dessous.

Or à 18 karats, 30 grains.

Argent fin, 20 grains.

Cuivre rouge, 10 grains.

On fond le tout dans un creuset, on lamine cette soudure aussi mince que du papier, et on la garde pour l'usage.

Alliage d'or et de platine. Je fais un alliage de trois quarts d'or avec un quart de platine; il faut un grand coup de feu pour le fondre; mais il donne un composé ayant un ton *rose pâle* qui le rend très-précieux pour les ligatures. Ce métal est beaucoup moins apparent que l'or ou le platine seuls; il a aussi une plus grande tenacité.

Doublé de Platine. Il est un moyen d'obtenir un composé beaucoup plus solide que l'or à vingt karats, ou que le platine seul dont la ductilité est également trop grande pour exécuter certains travaux; par exemple, pour faire des plaques à la fois minces et dont la résistance approche de celle de l'or à *dix-huit* karats. On m'objectera peut-être que dans ce cas on peut se servir de ce dernier; mais je rappelerai que le cuivre y entre dans une proportion qui, bien que n'en rendant pas l'emploi dangereux, est suffisante pour en favoriser l'oxidation pendant son séjour dans la cavité buccale: d'ailleurs, comme il faut pour souder cet or, avoir recours à un alliage dont *le titre* soit encore inférieur, il en résulte que les endroits de réunion sont toujours plus ou moins noirs, et donnent un goût cuivreux.

C'est pour obvier à tous ces inconvéniens, que je me suis avisé de réunir deux plaques de platine plus ou moins épaisses, au moyen d'une petite quantité d'or à vingt karats; pour cela, je frotte de borax ces deux plaques, entre lesquelles j'en interpose une troisième d'or très-mince.

Je les fixe ensemble par quatre ou cinq petits rivets d'or: je place le tout au milieu de charbons allumés, et avec un soufflet, je détermine la fusion de l'or. Celui-ci pénètre dans les pores des plaques de platine qui se collent solidement l'une à l'autre. Je lamine ce composé, puis je lui fais supporter un nouveau coup de feu, afin qu'il n'y reste point de lacunes; enfin, soit au marteau, soit au laminoir, je le réduis à l'épaisseur qui m'est nécessaire.

Si, au lieu de plaque, j'ai le désir d'obtenir du fil, j'applatis deux petits lingots de platine en demi-rond, et je les fais réunir par le même procédé: ensuite à l'aide de la filière j'obtiens du fil de divers diamètres.

Ce placage est sans contredit le meilleur métal dont les dentistes puissent faire usage, puisqu'il a l'avantage d'offrir une grande résistance, quoiqu'employé très-mince. Par conséquent, les dentiers peuvent être beaucoup plus légers. La soudure de ce composé est l'or à dix-huit; mais on peut aussi se servir d'or à vingt karats.

CHAPITRE II.

Des substances propres à remplacer les Dents.

Les substances que les Dentistes employent pour confectionner des dents artificielles, sont prises soit dans le règne animal, soit parmi le minéral. Dans le premier se trouvent les os de quelques animaux, leurs dents, et même celles des hommes; dans le second, on rencontre les terres, les quartz, les talcs et les oxides.

Nous allons jeter un coup-d'œil sur ces substances, en commençant par celles qui sont en usage depuis long-tems, et dont on se sert encore le plus aujourd'hui. J'exposerai à chaque article les avantages et les inconvéniens de chacune.

Il n'est pas indifférent de se servir de telle ou telle matière exclusivement, en évinçant toutes les autres, ainsi que le font plusieurs dentistes. Dans quelques cas, on peut choisir; dans d'autres, l'artiste est obligé d'abandonner son travail de prédilection, pour se conformer non-seulement au goût du client: mais encore parce que l'emplacement n'en comporterait point un autre. Par exemple, si on n'a qu'une seule dent à placer antérieurement, et que la nuance de celles du client soit de nature à ne pouvoir être parfaitement imitée par une pièce factice, soit en hippopotame, soit en composition terro-métallique, on doit absolument faire usage d'une dent humaine : car toutes les fois qu'on se trouvera dans l'impossibilité d'imiter la nature, il faut employer des choses naturelles.

Les Dentistes exclusifs se faisant illusion, ferment les yeux sur les défauts de leur travail; ils se figurent peut-être que les autres en agissent de même : ils se trompent, une dent mal ajustée se distingue aisément ; celle qui n'a pas la couleur des autres attire l'attention ; celle qui n'a pas la largeur naturelle de la série dans laquelle on la rapporte, est ridicule : or, l'artiste fait preuve de mauvais goût en confectionnant un dentier qui dit à tout venant, *je suis un étranger.*

Celui qui le premier imagina de faire des dents avec des matières minérales, blâma beaucoup les substances osseuses dont on faisait grand usage avant lui. Non-seulement il en signala les inconvéniens, mais encore il les exagéra en les peignant comme dangereuses à la santé. Il appuya même son opinion, d'observations qu'il rapporta dans une brochure qui fut imprimée à cette époque, (1) et dans laquelle il chercha à établir que différentes maladies n'avaient pas eu d'autres causes que la présence dans la bouche, de dents factices en ivoir ou en hippopotame, qui s'y étant putréfiées, avaient déterminé des dérangemens notables dans la santé. Il assura que ces pièces ayant été ôtées, les malades se rétablirent comme par enchantement. J'avoue n'avoir jamais eu l'occasion de rencontrer de gens assez sales pour garder un dentier altéré au point de le laisser tomber en putrilage, et d'en avaler ainsi les dégoutans débris. D'ailleurs, les trous par lesquels on passe les ligatures ou les ressorts, manquant ordinairement les premiers, il faudrait que le client eût absolument envie de conserver cette *puanteur* dans sa bouche, pour l'y garder dans un état de délabrement absolu. Il faudrait encore que la personne se gardât de faire aucun effort en mangeant; car le travail étant réduit à si peu de solidité, casserait indubitablement au moindre choc. Enfin, ces pièces ne commencent à s'altérer souvent qu'après plusieurs années, et j'en

(1) Dissertation sur les Dents de pâte minérale, par M. Dubois de Chéniant, Paris, 1789.

ai vu qui, au bout de neuf à dix, n'avaient encore souffert nulle atteinte; les cliens ont donc le tems d'en faire confectionner un autre. La dissolution rapide ou lente, dépend de la compacité des substances, et sur-tout de l'action plus ou moins dissolvante de la salive. Aussi ferai-je remarquer, en passant, que ceux dont le fluide buccal est muqueux, et dont les gencives sont blanchâtres et molles etc., conservent infiniment moins leurs dentiers, que ceux qui étant d'un très-bon tempérament, ont une salive mousseuse.

Au reste, *l'ivoir* se dissout très-promptement, il en est de même de la dent du *morse*, celle de l'hippopotame résiste plus long-tems; mais incomparablement moins que les dents humaines bien choisies : quant aux dents terrométalliques, elles sont inaltérables lorsqu'elles sont bien vitrifiées. J'ajouterai encore, que la durée des dentiers est en raison des soins de propreté qu'on en prend, et que si on a l'attention de les nettoyer chaque jour, ils s'altèrent bien plus lentement. Cependant on ne peut empêcher les substances animales de changer insensiblement de couleur, elles tournent peu-à-peu au bleuâtre, et se décomposent tôt ou tard; elles demandent donc à être renouvelées de tems à autres. D'ailleurs, les trous qu'on y pratique s'agrandissent insensiblement, les pivots s'ébranlent, etc.; de sorte qu'on est souvent obligé d'y faire quelques réparations, dont sont exemptes les dents terro-métalliques.

Mais, je le répète, malgré les défauts que je viens de signaler, il est des circonstances où on doit préférer une dent humaine à toute autre : par exemple, lorsque celle qui manque au client est une incisive centrale, et que les lèvres découvrent les gencives en parlant ou en riant; car il est par fois impossible de rassortir exactement une dent fabriquée à la nuance des voisines. On ne saurait être trop minutieux sur ce point.

J'ai vu diverses personnes qui avaient fait usage de dents naturelles pendant dix ans, sans qu'on s'en fût douté : mais lorsqu'elles furent enfin détruites, elles se laissèrent séduire par les promesses de quelqu'un de ceux qui mettent exclusivement des dents minérales : en conséquence, elles les firent renouveler de cette dernière matière ; et aussi-tôt leurs amis *leur en ont fait compliment.*

Or, le Dentiste qui doit être muet lorsqu'on l'interroge, sur le secret de ses cliens, doit-il souffrir que son ouvrage soit moins discret que lui ?

Enfin, il existe encore quelques cas où on est obligé d'employer des petits morceaux d'os au lieu de matières minérales, même dans l'assemblage de certains dentiers terro-métalliques ; parce qu'à volume égal, cette composition, quoique beaucoup plus dure que les substances osseuses, n'a cependant pas la même tenacité.

Ne soyons donc point exclusifs dans l'exécution de nos travaux, faisons-les de bonne foi, et même avec cette sorte de scrupule qui expulse toute prévention.

1°. *Os de Bœuf.* — Quoiqu'en général les Dentistes qui font usage de substances animales, préfèrent les dents de l'*hippopotame*, aux os de nos animaux domestiques, néanmoins nous ne devons pas ignorer que nous avons sous notre main, une précieuse ressource pour y suppléer lorsque nous ne pouvons nous en procurer d'une bonne grosseur. En effet, les os de nos grands herbivores sont extrêmement durs, et ceux qui sont très-épais, peuvent être préférés aux défenses des exotiques : il ne s'agit que de leur faire subir le *dégraissage.*

On choisit des fémurs de chevaux ou de bœufs tués nouvellement; on en rejette les extrémités spongieuses, et on les laisse macérer huit jours dans une lessive de cendres ou de potasse; on les fait bouillir ensuite dans une semblable lessive durant environ une demiheure; on les retire et on les fait sécher à l'ombre : ils y acquièrent bientôt une blancheur agréable; on les range sur une planche à la cave, afin qu'ils s'y conservent sans se fendiller.

Les os, n'ayant point d'émail, ne doivent point être employés pour fabriquer des dentiers : seulement ils peuvent servir pour faire des bases figurant la gencive, ainsi que je l'indiquerai. Au reste, ils sont infiniment plus résistans à l'action de la salive que l'hippopotame, et sous ce rapport ils lui seraient préférables, s'ils n'étaient plus difficiles à travailler.

2°. *Dents de Bœuf, de Cheval, de Cerf, etc.* — Les dents de chevaux, de bœufs, de vaches, de cerfs âgés peuvent être employées à la composition, soit de pièces de plusieurs dents, soit pour en remplacer une seule, chez les jeunes gens, dont l'émail est d'un beau blanc-bleu; car la nuance de celui de ces animaux tire vers cette couleur.

La dent de bœuf présente plus de facilités

pour le travail, parce qu'elle n'a point d'émail central comme celle du cheval: néanmoins, l'une et l'autre peuvent être mises à profit par l'artiste intelligent; car étant beaucoup plus larges et infiniment plus épaisses que celles des hommes, on peut dans certains cas en tailler deux dans une seule. Les vieilles dents sont seules employables, attendu que le centre en est ordinairement obstrué et non creux comme dans les jeunes animaux. Elles présentent donc plus de ressources et de solidité. Dans certains cas, on est fort heureux de pouvoir s'en servir au défaut de dents humaines. On les conserve en leur faisant subir la même préparation qu'à celles-ci, comme nous le verrons dans un instant.

3°. *L'Ivoir.* — Les défenses des éléphans sont souvent énormes, et plus l'animal est vieux, plus elles sont dures. On les coupe par morceaux, et on les vend dans le commerce sous le nom d'ivoir. Mais quelqu'âgé qu'il soit, la salive et le mucus buccal le rongent et le détruisent bientôt; de sorte que la décomposition lente de cette substance, donne à l'haleine une odeur infecte. On ne doit donc s'en servir qu'autant que l'on ne pourrait se procurer une matière plus résistante, et dans tous lès cas, il faudrait recommencer le travail aussitôt qu'il commence à s'altérer.

4°. *Morse.* — C'est un grand animal amphibie, qu'on a appelé improprement *Vache Marine.* Les dents de ce pachiderme sont assez grosses, et sont apportées dans le commerce et souvent mêlées avec celles de l'hippopotame; mais, elles sont loin de leur ressembler, et sur-tout d'en avoir les qualités. 1°. Elles sont à-peu-près cylindriques, presque droites, dénuées d'émail, mais recouvertes d'une sorte d'écorce jaune et lisse. Leur coupe transverse offre deux substances bien distinctes, l'extérieure d'un blanc mat, l'intérieure jaunâtre et comme cailloutée.

Je dirai de la dent du *morse*, la même chose que de l'ivoir; elle est trop tendre, et la salive la dévore rapidement.

5°. *De la Dent d'Hippopotame.* — Les dents de l'hippopotame nous viennent de l'Afrique, et des parties les plus reculées de l'Asie.

Ce sont les défenses ou lanières qui sont les plus fortes, quoique celles qui occupent la partie antérieure de la mâchoire soient également bonnes pour certains travaux. De toutes les espèces que l'on trouve dans le commerce, celles qui sont appelées improprement *Cheval-*

Marin, ont un ivoir serré, franc, et aisé à travailler.

Les dents incisives de cet animal sont courtes, semi-cylindriques antérieurement et présentant en arrière un sillon profond. Elles sont environnées d'un émail souvent fort beau, très-épais, et qui a presque la couleur de celui des dents humaines ; de plus, le demi cylindre qu'elles décrivent permet d'y tailler des pièces de plusieurs dents émaillées, et qui coïncident bien avec le cercle de la partie labiale de la denture : de sorte qu'on trouve quelquefois des tranches dans lesquelles on peut sculpter six ou même huit dents.

Les *défenses* ou *lanières*, sont beaucoup plus grosses et plus longues ; elles sont recourbées, ainsi que les défenses des sangliers d'Europe. On en rencontre quelquefois du poids de trois à quatre kilogrammes. Malheureusement celles-ci sont les plus rares. La forme en est applatie d'un côté, et bombée de l'autre : la moitié seulement de la partie bombée est émaillée, ce qui les rend impropres aux mêmes usages que les précédentes : mais, en revanche, leur volume permet de les couper par morceaux, dont on peut confectionner soit des dentiers complets non émaillés, soit des bases sur lesquelles on rapporte des dents avec émail.

Si on coupe transversalement une dent d'hippopotame, on trouve que son plus grand diamètre est traversé par une ligne courbe : cette ligne est d'une substance non osseuse : la salive dissout assez facilement la matière dont elle est formée ; on doit donc faire en sorte de l'enlever entièrement lorsqu'on fait un dentier.

Les plus volumineuses présentent cet avantage, que cette espèce de veine peut être enlevée en confectionnant un travail; mais, si elles ne sont pas d'une grande dimension, alors on est obligé de la laisser exister, et le suc buccal dévore cet endroit à la longue. On sent que si ce défaut existait dans la partie antérieure d'un dentier, il perdrait tout son agrément.

Au reste, quelle que soit la beauté de l'hippopotame, et le bon choix qu'on a pu faire d'un morceau sans défauts, il s'en présente toujours un qu'on ne peut éviter : c'est l'extrême blancheur de la substance même, qui d'abord choque la vue, et qui ensuite prend une couleur bleuâtre ou jaunâtre qu'elle conserve. Aussi des artistes distingués, ayant senti tous ces désagrémens, ont-ils imaginé de donner plus de mérite à leurs travaux, en rapportant sur l'*hippopotame* non émaillé, des dents émaillées, provenant des animaux ou des hommes.

En général, la dent d'hippopotame qu'on destine

destine à former des pièces émaillées, doit être blanche extérieurement, sans sillons profonds, ni gerçures. Celle qui est brune a un émail bleuâtre, et ne peut être employée à ce genre de travail; les fentes ôtent encore beaucoup de valeur à cette matière.

On coupe la dent en rouelles d'une certaine hauteur, on en blanchit l'émail sur la meule, et on les garde pour s'en servir au besoin. Mais pour faire des dentiers complets et non émaillés, ou sur lesquels on rapporte des dents naturelles et autres, il est préférable de ne pas laisser *le fil* de l'os perpendiculairement, attendu que la pièce serait beaucoup moins solide : il doit être horizontal et en travers, parce qu'ainsi les substances osseuses présentent une plus grande résistance.

On trouve dans Maggiolo, un bon article sur la préparation des *lanières* de l'hippopotame, qui sont celles dans lesquelles on peut rencontrer des morceaux de l'étendue de la bouche humaine. Lorsqu'on parvient à s'en procurer d'assez volumineuses, on les scie en deux dans toute leur longueur, et dans chaque partie on débite les pièces dont on a besoin. L'émail nuirait à l'artiste, on les en dépouille donc. Pour cela, on serre la dent dans un fort étau, et avec un ciseau et un marteau, on l'enlève par écailles. Maggiolo conseille de l'user sur la meule ; mais l'opération devient trop longue. On conserve l'*hippopotame* à la cave, afin d'éviter qu'il ne se fende, et qu'il ne soit trop sèc en le sculptant.

Des Dents humaines. — Lorsque la guerre moissonne ses victimes, on n'a que trop d'occasions de se procurer de très-belles dents, saines et capables de remplacer celles que tant de personnes perdent ; mais pendant la paix, les amphithéâtres d'anatomie seulement peuvent en fournir quelques-unes, encore sont-elles fréquemment prises sur des sujets épuisés, ou vieux. De tems à autres, il est vrai, les Dentistes qui possèdent une nombreuse clientelle, ont occasion d'ôter des dents surnuméraires, ou hors de rang ; mais combien cette ressource est médiocre, et ne vaudrait-il pas mieux, lorsqu'il faut placer plusieurs dents, renoncer à en employer d'humaines, que de les devoir aux morts ?

Jusqu'ici, cependant, il faut en convenir, il a été difficile de faire autrement, parce que les procédés par lesquels on aurait pu s'abstenir d'y avoir recours, ont été tenus secrets par ceux qui auraient pu indiquer les moyens d'en composer qui sont préférables ; et malgré les considérations de respect humain qui auraient dû en proscrire, ou du moins en limiter considérablement l'usage, on a été obligé de s'en servir; mais il est à espérer que les Dentistes y renonceront entièrement lorsqu'ils sauront tous fabriquer des dents terro-métalliques.

Les dents trouvées dans les tombeaux et les cimetières sont rarement bonnes, sur-tout lorsqu'elles sont restées dans la terre pendant longtems. L'émail en est quelquefois assez blanc, mais il a perdu cet éclat qui en faisait tout le mérite. Le plus souvent, la substance osseuse est d'un jaune terne, ou d'un brun particulier qui résulte d'un commencement de décomposition. Elles sont sujettes à noircir dans la bouche de ceux auxquels on les place : il est donc bon de préférer celles dont on n'a pas à craindre un semblable désagrément.

Les dents sont d'autant meilleures, qu'elles sont plus récemment extraites d'un sujet frais. Alors on leur fait subir une préparation qui les nettoye et donne la facilité de les conserver. Celles des adolescens sont tendres, le canal central en est large, elles doivent donc être rejetées. Celles des adultes de vingt à quarante ans, sont les meilleures; celles des vieillards, quoique très-dures, et ne présentant plus même la trace du canal, ont souvent l'inconvénient d'être trop jaunes, ou bien elles sont fendillées. Néanmoins, elles ne sont pas à dédaigner. Les fêlures antéro-postérieures les rendent entièrement inutiles : celles qui sont fendues transversalement peuvent être employées, et nous aurons occasion de décrire des pièces dans lesquelles on leur trouve place.

Le choix des dents étant fait, on les met bouillir dans de l'eau de savon, ensuite on enlève avec un grattoir les restes d'alvéoles, ainsi que la crasse qui peut s'y être amassée : quelquefois celle-ci a pénétré la superficie de l'émail; dans ce cas, on le frotte avec de la pierre ponce en morceaux; ou bien, si on a un tour, on en dépose en poudre sur une meule de bois tendre, qu'on mouille un peu, et le frottement a bientôt enlevé tout ce qui fait tache.

On doit rejeter toutes les dents qui ne sont pas parfaitement saines, attendu que celles qui sont attaquées de carie se détruisent aisément dans la bouche : cependant lorsqu'une carie *perforante* est placée sur un des côtés latéraux, on peut, avec un forêt, percer la dent en cet endroit, et on bouche ce trou par une cheville d'hippopotame.

On assortit ensuite ces petits os par séries, d'incisives, de conoïdes, etc.; et on les met séparément dans un vase de faïence, on y verse de l'eau qu'on a soin de renouveler tous les quatre ou cinq jours pendant plusieurs semaines : si on n'a point cette précaution, les dents prennent de l'odeur, et elles noircissent. Après qu'elles sont bien macérées, on peut les conserver dans un pot placé à la cave, ou dans du son humide, ou bien on les trempe dans du suif fondu ; quelques artistes préfèrent les laisser dans l'eau mêlangée d'un peu d'esprit-de-vin.

En les gardant à sec dans des boëtes, elles sont exposées à se fendre, le mieux est donc de les tenir fraîchement.

ARTICLE II.

Des Dents Minérales (1).

Les expériences qui ont été faites sur les dents minérales, d'accord avec vingt années d'usage, attestent qu'elles sont de nature à résister à toutes les attaques des fluides de la bouche, ainsi qu'aux gaz qui s'échappent de la poitrine et de l'estomac.

En effet, quelles que soient les matières dont on les compose, elles doivent toujours être soumises à l'action d'un feu capable de les vitrifier. Elles acquièrent donc une dureté et un poli à l'épreuve des agens chimiques, l'acide fluorique excepté : or on sait qu'il ne s'en forme pas dans notre corps. Les dents de cette nature jouissent de plusieurs avantages sur celles du règne animal, et lorsque ceux qui tiennent encore aujourd'hui leurs procédés secrets, en-

(1) Attendu que nous possédons présentement plusieurs moyens de fabriquer des dents imputrescibles, j'en ferai trois articles séparés, plaçant dans celui-ci le procédé de M. de Chemant, comme étant celui qui a donné naissance aux autres.

tendront mieux leurs intérêts, et qu'ils se communiqueront ce que des essais répétés, ou le hasard leur a fait trouver, on peut assurer que cette fabrication sera bientôt perfectionnée : mais tant qu'isolés les uns des autres, ils travailleront en cachette, l'un obtiendra un résultat, et ne pourra arriver à un autre, tandis qu'un second s'applaudira de son succès sur un essai, et se désespérera de ne pouvoir imiter une chose que fait aisément son confrère.

Pour composer des dents avec des substances vitrifiables, il suffit d'avoir quelques notions de chimie et de minéralogie, et d'être doué d'une grande patience. Par conséquent ce n'est pas la chose en elle-même qui a de la valeur, attendu qu'un ouvrier en porcelaine peut très-bien réussir en ce genre de fabrication ; le vrai mérite consiste à en tirer parti. L'artiste qui a quelque pudeur ne peut compter la matière ; il n'est pas marchand : son travail n'a qu'un prix idéal et nécessairement relatif. Il n'en a aucun si les intentions de son client ne sont pas remplies ; car celui-ci, en faisant faire un dentier, n'a pas le dessein d'acheter un bijou, puisque hors lui personne ne peut s'en servir. Peu lui importe donc, et le temps qu'il a coûté, et la valeur intrinsèque de la substance , pourvu qu'il en retire le secours qu'il attend.

C'est une heureuse idée que d'avoir appliqué la porcelaine à la confection des dentiers : car cette substance est à la fois salubre, inaltérable et solide.

Elle vint à M. de Chemant, en 1787, il était alors chirurgien à Paris, et je tiens de lui-même les détails qui suivent : « Je fus frappé, me dit-il, » de la mauvaise odeur qu'avait l'haleine d'une » dame dont les gencives étaient malades par » le contact d'un dentier d'hippopotame qu'elle » portait depuis long-temps, et qui était dans » un état complet de dissolution. La bouche » se guérit peu après que j'eus ôté cette » pièce, et comme elle désirait en avoir une » autre, j'imaginai que, si on pouvait en » fabriquer une en porcelaine, la malade se » trouverait à l'abri des désagrémens qu'elle » avait éprouvés. Comme j'étais entièrement » étranger à l'art du dentiste, je consultai à ce » sujet diverses gens de cette profession ; tous » m'opposèrent quelque obstacle à vaincre.

» Néanmoins, voulant absolument mettre » mon projet à exécution, je me procurai de » la pâte de *porcelaine dure*, j'en confectionnai moi-même, tant bien que mal, un

» dentier; et comme après qu'il fut cuit, il
» avait trop de blancheur, je le fis peindre
» superficiellement en jaune au feu de moufle.
» Je plaçai le travail, et j'en fus d'abord tel-
» lement satisfait, que je n'hésitai pas d'en
» faire de semblables pour diverses personnes.
» Mais peu de temps après, tous ces dentiers
» devinrent marbrés de noir; la salive avait
» décomposé la couleur dont chaque pièce avait
» été enduite, ce qui me surprit beaucoup.
» Loin d'être rebuté par ce mauvais succès, je
» consultai M. Darcet, père, alors Essayeur
» de la monnaie : je profitai de ses avis, qui
» étaient de faire une composition dans la-
» quelle la *couleur* serait combinée au lieu
» d'être rapportée après coup sur la couverte.
» J'obtins par lui l'entrée de la manufacture
» de Sèvres, où je fus mis en rapport avec
» les plus habiles artistes. Ils m'insinuèrent
» l'idée de lever des moules de la bouche,
» afin d'obtenir des modèles en plâtre, sans
» lesquels je ne pouvais rien faire de bon à
» employer. On me *bâtit un petit four*, et je
» fis un grand nombre d'expériences. Lorsque
» je fus parvenu à mon but, d'autres diffi-
» cultés m'attendaient ; je me trouvai très-
» embarrassé pour placer les pièces : mais le
» temps, l'expérience, et de fréquentes visites

» aux dentistes, m'apprirent peu-à-peu la » partie mécanique ».

M. de Chemant présenta (en 1789), le résultat de ses Essais à l'Académie de Chirurgie, et à la Société de Médecine. Elles nommèrent des Commissaires qui examinèrent plusieurs pièces exécutées et placées par lui depuis un certain temps dans différentes bouches : ceux-ci furent satisfaits, et ils l'encouragèrent par des rapports favorables. M. de Chemant désigna ses compositions sous le nom évasif de *pâtes minérales incorruptibles*, et loin de publier ses procédés, il prit un brevet d'invention par lequel il avait seul le droit, pendant quinze ans, de fabriquer de ces espèces de dents.

Quelques dentistes réputés craignant de voir une partie de leur clientelle s'écouler chez le confrère innovateur, lui cherchèrent querelle. Ils se liguèrent et lui intentèrent un procès, dans lequel ils lui contestaient le mérite de l'invention, l'attribuant à un Apothicaire, nommé Duchâteau. Ils ne purent prouver leurs allégations et perdirent. Ils lui suscitèrent d'autres tracasseries, telles que de lui faire démolir le four qu'il avait à la fabrique de Sèvres: mais M. Darcet lui en donna le plan d'un autre, qu'il bâtit chez lui, et dont il n'a, depuis ce temps, cessé de faire usage.

M. Dubois chercha à établir, par la voie des journaux, que l'emploi de la pâte minérale était non-seulement mauvais, mais encore dangereux, il prétendit que les pièces artificielles de M. de Chemant, se dissolvaient dans la bouche, où elles entretenaient un goût métallique qui incommodait et nuisait à la santé de ceux qui en faisaient usage. Des expériences exactes, faites par MM. Sage et Darcet, prouvèrent que ces suppositions étaient gratuites, et que la composition de M. de Chemant ne s'altérait pas plus dans la bouche que ne le ferait la porcelaine elle-même, à moins que la vitrification n'en fût point parfaite, circonstance dépendante de la non-réussite des opérations de l'artiste, et qui n'était point inhérente à l'emploi des matières. M. de Chemant, victorieux de ses adversaires, passa en Angleterre où il espérait tirer un meilleur parti de son industrie. Il y prit également un brevet. Malheureusement les dentistes français trompés par des écrits erronés, négligèrent de poursuivre une invention décriée par leurs confrères, réputés de cette époque. Ils ne s'en occupèrent donc pas, et elle fut délaissée dans le pays où elle avait pris naissance, tandis qu'une nation voisine profitait des avantages qu'elle présentait.

On trouve dans le Recueil des Brevets d'Invention, publié par ordre du Gouvernement, le Mémoire descriptif des Dents Minérales, d'après M. de Chemant; j'ai pensé qu'il devait trouver place dans ce Traité.

Paris, le 6 Septembre 1791.

Première Opération.

« Prenez 30 livres de sable blanc de Fon-
» tainebleau ou d'Aumont, lavez-le trois ou
» quatre fois jusqu'à ce que l'eau en sorte
» bien claire, et faites-le sécher ».

Deuxième Opération.

« Prenez 10 livres de soude d'Alicante,
» pilée et passée au gros tamis ».

Troisième Opération.

« Mêlez bien ensuite ces deux matières, et
» mettez-les sous le four, où doivent cuire
» les dents pour faire ce qu'on appelle une
» *fritte* ».

Quatrième Opération.

« Otez votre fritte de dessous le four, ob-
» servez qu'elle soit bien purifiée; si elle ne
» l'était pas assez, il faudrait la repasser
» jusqu'à ce que l'on n'aperçoive pas de

» veines rouges, et que ce soit bien blanc à
» la surface du creuset ».

Cinquième Opération.

« Pesez-en sept livres : broyez-les, et passez-
» les au tamis ».

Sixième Opération.

« Choisissez ensuite de la marne la plus
» blanche et la plus propre, faites-la sécher
» et pesez-en deux livres que vous mettrez
» avec votre fritte ».

Septième Opération.

« Passez le tout au moulin avec de l'eau
» de rivière, jusqu'à ce qu'il soit bien broyé :
» ensuite vous retirez le tout et le faites sé-
» cher. Le moulin se compose de deux meules
» de grès dur, qu'un homme fait tourner par
» le moyen d'une manivelle, comme font les
» *moutardiers* ».

Huitième Opération.

« Cette première composition de pâte étant
» faite, prenez-en dix-huit quarterons : ajou-
» tez-y un quarteron de safran de mars rouge,
» et trois grains de bleu de cobalt : broyez
» bien le tout en commençant par le bleu,
» puis le safran, et ensuite la première com-
» position : par cette opération, on aura des
» dents d'une belle couleur ».

AUTRES MOYENS POUR FAIRE DES DENTS DE DIFFÉRENTES COULEURS.

Première Couleur.

« Prenez 24 onces de la première pâte :
» ajoutez-y une demi-once de mars, une demi-
» once de terre d'ombre calcinée et purifiée,
» et deux grains de bleu fait avec le cobalt,
» broyez le tout avec de l'eau de rivière,
» comme ci-dessus ».

Deuxième Couleur.

« Prenez 30 onces de la première pâte,
» ajoutez-y une once de terre d'ombre, douze
» grains de safran de mars, un grain du bleu
» ci-dessus indiqué, et broyez le tout comme
» il est dit plus haut ».

Troisième Couleur.

« Prenez 36 onces de la première pâte,
» ajoutez-y six gros de terre d'ombre, deux
» gros de safran de mars, et quatre grains de
» bleu ; broyez le tout comme il est dit.

» Enfin on pourra faire des dents de diffé-
» rentes couleurs, en ajoutant ou diminuant
» les doses des compositions ci-dessus.

» On pourra encore faire des dents avec la
» poussière de la porcelaine de France, dite
» tendre, qu'on fera entrer dans les composi-
» tions, à différentes doses ou proportions ».

Procédé pour faire les Dents et Rateliers avec les pâtes ci-dessus.

« Prenez la quantité de pâte que vous ju-
» gerez convenable pour faire une dent ou
» plusieurs dents d'une seule pièce : pétrissez-la
» bien dans la main, et appliquez-la sur le
» moule que vous aurez fait en plâtre, et
» comme la matière prend du *retrait*, on
» aura attention de faire la pièce d'un septième
» plus longue et plus large.

» Lorsque les dents seront ainsi moulées,
» faites-les sécher ; puis vous les sculpterez à
» votre gré : ensuite vous les mettrez au four
» de la manière qui suit, savoir, celles de
» Kaolin, de Limoges, dans un four où l'on
» cuit la porcelaine dure, qui se fait dans
» toutes les manufactures de France ; celles de
» terres ou compositions servant à faire la
» faïence et porcelaine anglaise et celle de
» Montereau, dans les fours où on cuit cette
» même faïence ou porcelaine ; celles de ma
» composition dans le four où on met la por-
» celaine de France, dite tendre ; enfin les
» dernières faites avec la poussière de por-
» celaine de France, dans le même four. Quand
» elles sont cuites, passez-les à la couverte
» avec l'émail dont on se sert pour chacune
» des matières ci-dessus.

» Enfin quand elles seront passées à la cou-
» verte, on mettra à celles qui sont suscep-
» tibles de *feintes* gencives, la couleur rouge
» avec le *carmin.*

» Pour imiter l'interstice des dents, il
» faudra tirer un trait de pinceau avec une
» couleur brune.

» On connaît que la matière est assez cuite,
» en retirant du four avec une broche de fer,
» plusieurs essais l'un après l'autre.

» Pour prendre les moules des mâchoires,
» il faut avoir de la cire en suffisante quan-
» tité, la faire ramollir au feu et faire mordre
» dans ce morceau de cire, puis dans cette
» empreinte on fait son moule en plâtre fin.

» On peut encore faire des dents avec la
» faïence et les émaux; mais ces matières
» sont trop cassantes, et n'imitent pas la na-
» ture; je les ai abandonnées pour donner la
» préférence aux pâtes ci-dessus ».

On voit que les pâtes avec lesquelles M. de Chemant composait ses dentiers, étaient un mélange de sept parties de verre, de deux de marne blanche, auxquelles il ajoutait des oxides de fer, de cobalt, etc., dans des proportions différentes pour obtenir des nuances variées, et qu'enfin il les trempait dans une couverte transparente: il faisait cuire ses travaux

dans

dans les fabriques de porcelaine. Il imitait *au feu de moufle* les festons et la couleur des gencives avec le carmin : cette nuance s'effaçait à la longue, mais il lui était facile d'en mettre de nouvelle. Cependant, j'observerai que les couleurs tiennent bien mieux sur la couverte tendre, (*celle de M. de Chemant était de ce nombre*) que sur celle de la porcelaine dure, parce que le coup de feu qu'il faut employer pour les vitrifier, fait entrer la première en fusion, tandis qu'il n'en est pas ainsi de celle qu'on pose sur le Kaolin; attendu qu'elle ne fond qu'au feu le plus intense.

Ceux qui écrivirent contre M. de Chemant, n'avaient alors aucune idée juste de son travail, qui n'était point de la porcelaine dure, ni de la tendre, mais une composition particulière. Toutefois cet auteur convient qu'il a fait depuis ce tems des essais avec de la porcelaine tendre, et qu'il s'en sert présentement en la mélangeant avec d'autres matières.

Ainsi les premières pâtes que fit M. de Chemant, furent nécessairement inférieures à celles qu'il composa ensuite : c'est ce que j'ai eu plusieurs fois l'occasion de vérifier dans la pratique. J'ai vu, depuis peu, un certain nombre de pièces qu'il a faites en Angleterre, et j'en possède plusieurs qui m'ont été données par lui-même. L'une d'elles fut faite en 1789; les autres ont été fabriquées dans ces derniers temps; celles-ci sont réellement fort bonnes. Ce travail présente d'ailleurs divers grands avantages. Il est uni sous la langue, et il peut être creusé aux endroits qui blessent les gencives.

Cependant, en le considérant tel qu'il est aujourd'hui dans les mains de l'inventeur, qui l'a porté au plus haut dégré de perfection dont il paraît être susceptible, tout homme impartial qui aime l'art, pour l'art même, et qui met de côté toute prévention, conviendra que le genre de dents minérales dont il est question, ne peut entrer en comparaison avec celles qui ornent la bouche; car la pâte n'étant pas transparente, elle a, étant cuite, le ton terreux de la faïence, et quoi qu'on fasse pour en rassortir la nuance avec les dents du sujet, un œil scrutateur y distingue toujours quelque chose de disparate. Je n'admettrais donc l'emploi de ce travail que pour une suite non interrompue de huit à dix dents, ou même pour les dentures complettes, particulièrement chez les personnes âgées.

ARTICLE III.

Procédé d'après Dubois, et matières propres à remplacer celles qu'il a indiquées.

Malgré le champ ouvert en 1789 à l'industrie des Dentistes français, ils ont continué de mettre des dents de substances animales jusqu'en 1808, époque à laquelle M. Dubois qui jadis s'étoit prononcé contre l'emploi des minérales, et dont l'opinion avait entraîné un grand nombre de praticiens, revint aussi le premier de sa prévention; mais, comme probablement il avait eu occasion de rencontrer dans sa pratique quelques dentiers, qui ayant été mal vitrifiés ou seulement peints superficiellement, s'étaient altérés dans la bouche, il pensa que la porcelaine tendre, dont il présumait qu'ils étaient fabriqués, n'était pas propre à cet usage (1). Il dut, en conséquence, essayer d'autres substances (2), il s'exprime à-peu-près ainsi qu'il suit, dans sa brochure:

(1) On a pu vérifier dans l'article précédent que c'était une erreur.

(2) *Voyez* Exposé de nouveaux procédés pour la confection des dents dites de composition, par M. Dubois-Foucou, Paris, 1808.

« La terre principale qui doit servir de base » aux différentes matières qui entrent dans la » composition des pâtes, est la terre argilleuse » de *Limoges*, connue sous le nom de *Kaolin.* » Elle se colore par l'addition des matières » métalliques en état d'oxides, seules ou com- » binées avec d'autres terres ou sables.

» Le choix des autres terres ou sables, » non répandus dans le commerce, n'est pas de » rigueur : il est subordonné aux localités qui » peuvent en fournir d'à-peu-près analogues.

» Celles que j'emploie sont, la terre d'*ombre*, » le *sable de Belleville*, la terre *de la Cisti-* » *nière* ou de *Renard*, la terre rouge de » *Dourdan*, le *Manganèse*, le *Cobalt*, le » *Petunzé* ou *Caillou de Limoges.*

» La terre d'ombre contient beaucoup de » fer à l'état d'oxide.

» Le sable de Belleville renferme de l'oxide » de fer en petite quantité, mais il y est telle- » ment combiné, qu'il conserve sa couleur jaune » après avoir subi seul le feu de porcelaine.

» La terre de la Cistinière ou de Renard est » très-argilleuse et blanche, elle se vitrifie bien. » Elle donne du corps au Kaolin, maigri par » l'incorporation des substances sablonneuses » ou métalliques. Elle rend la pâte moins sèche, » moins cassante, et plus facile à travailler.

» La terre de *Dourdan* est employée dans » le pays, à la fabrication des poteries com- » munes; elle est grasse, et elle prend au feu » un ton gris qui convient dans un grand » nombre de cas.

» Le Manganèse, à l'état de mine, mélangé » au Kaolin, lui donne une couleur désa- » gréable; mais en le calcinant avec d'autres » matières, il donne du jaune. Celui du » Piémont doit être préféré.

» Le Cobalt oxidé donne la couleur bleue, » et s'employe à 1/300e du poids des matières.

» Le Petunzé est particulièrement destiné » à la couverte; il s'emploïe seul dans les » manufactures pour émailler le Kaolin (1), » si on colore les pâtes, on le colore également » pour lui donner une fusibilité égale, etc. » S'il est trop fusible, on y ajoute du blanc » d'Espagne, dans la proportion d'un soixan- » tième.

» Je bornerai la couleur des dents à trois

(1) C'est une erreur: la couverte des porcelainiers est un composé de Petunzé, de taissons de porcelaine et de gyps, à différentes proportions.

Le *caillou* seul est infusible, ainsi que tous les quartz, les grès, les silex, voyez *le Mémoire* de M. Darcet, sur la fusibilité des minéraux, et celui de M. de Milly, sur la porcelaine.

» principales : savoir, le *blanc-bleu*, le *blanc-gris*, et le *blanc-jaune*. Chacune de ces couleurs peut recevoir une multitude de nuances différentes, en variant convenablement les proportions des matières colorantes, de manière à approcher, autant que possible, de celles que l'on veut assortir ».

La pâte que M. Dubois indique pour obtenir la couleur blanc-bleu, est celle-ci :

Kaolin, deux onces.
Terre de Renard, deux gros.
Sable de Belleville, quatre gros.
Terre d'ombre calcinée, un gros.

Ajoutez une petite quantité de Cobalt, si vous voulez obtenir une couleur plus foncée.

Pour la couleur grise.

Terre de Dourdan, } parties égales.
Kaolin, }
Terre d'ombre, un grain par gros.

L'émail propre à ces deux compositions, est le petunzé, auquel on ajoute d'un trentième à un centième de terre d'ombre.

Pâte de couleur jaune.

M. Dubois ayant éprouvé que cette couleur était difficile à obtenir, il a proposé de faire deux *frittes* ou *calcines*.

Première Calcine.

Manganèse, demi-livre.

Sable de Belleville, trois quarts de livre.

Petunzé, quatre onces.

Deuxième Calcine.

Petunzé, demi-livre.

Terre d'ombre, demi-gros.

On fait fritter chacune de ces compositions dans un creuset, puis on les brise pour s'en servir ainsi qu'il suit :

Pour le jaune foncé.

Kaolin, deux onces.

Terre de Renard, quatre gros.

1ere. Calcine, et 2eme. Calcine, } de chaque 2 gros 48 grains.

Pour obtenir des nuances plus claires, il met du Kaolin et de la terre de Renard, en proportions plus fortes.

La couverte propre à la pâte jaune exige, d'après l'expérience de l'Auteur, qu'on fasse une *calcine* composée de parties égales de sable de Belleville, de petunzé et de manganèse; et afin d'en faire un émail coloré, on ajoute différentes doses de petunzé. Tels sont, en substance, les procédés conseillés par M. Dubois.

La Société de l'Athénée des Arts ayant été priée par lui de nommer des Commissaires pour faire un rapport sur ce genre de travail, et de le comparer avec celui d'un autre artiste dont je vais bientôt parler, ils se sont exprimés ainsi :

« *M. Dubois nous a présenté différentes* » *pièces de sa composition, l'examen que* » *nous en avons fait, nous a convaincus de* » *la sincérité de l'aveu par lequel il convient* » *dans ses deux écrits, qu'il n'a pu réussir* » *dans la fabrication des dents de composi-* » *tion, capables de tenir lieu des dents natu-* » *relles. La superficie de ces dents est* mate, » *le grain en est gros et marqué : la subs-* » *tance en est attaquable à la lime. Quant* » *à la couleur, nous avons attentivement* » *observé qu'elle n'imite pas du tout la* » *nature, etc.* »

Ainsi donc les résultats n'ont pas répondu au zèle et aux efforts de notre honorable confrère. Un des vices principaux des compositions indiquées par lui, consiste en ce qu'elles sont trop réfractaires ; elles se sèchent et durcissent seulement au feu des fourneaux qu'il conseille ; mais elles ne s'y vitrifient pas. Car, en ajoutant des argiles au Kaolin, on en empêche la cuisson ; au lieu qu'il faudrait la favoriser. Il en est de même du *petunzé*; les oxides métalliques qu'on y mêle ne le rendent fondant que s'ils y sont incorporés en grande proportion : mais alors la coloration est trop forte.

Un autre désagrément, non moins fâcheux, c'est que ses compositions ne sont point combinées de manière à pouvoir, sans danger de s'éclater, supporter la chaleur de la lampe, lorsqu'on veut y souder quelques pièces métalliques. Il m'est tombé fréquemment entre les mains des dentiers faits par M. Dubois, et qui avaient besoin de quelques réparations : les plus grandes précautions prises pour éviter cet accident, ne m'en ont pas toujours garanti.

D'où vient cela ? C'est que les molécules des terres dont il se sert ne sont point isolées par des proportions suffisantes de *sable infusible*; car il n'emploie celui de Belleville, qu'à titre de colorant.

On sent que les deux défauts que je viens de signaler, sont plus que suffisans pour détourner les dentistes de suivre ses procédés, à moins qu'ils ne leur fassent subir d'importantes améliorations. C'est à quoi parviendront ceux qui acquiéreront des notions théoriques de l'art de fabriquer la poterie commune, ainsi que la porcelaine : car alors il leur sera facile de trouver par-tout des substances employables à la composition des dents minérales, parce qu'il n'est pas absolument indispensable de faire usage de Kaolin (1).

Ainsi donc un composé de sept parties de quelque terre grasse que ce soit, pourvu qu'elle cuise blanc, telle que celle de pipe; d'une partie environ de sable infusible très-divisé, et d'un dixième de partie de verre blanc, auquel on ajoute des proportions étudiées d'oxides minéraux, produira un mélange propre à fabriquer des dentiers, qui seront d'autant plus solides, qu'on les aura rendus susceptibles de ne cuire qu'à une température élevée.

En terminant cet article, je ferai part de l'idée qu'a eu un dentiste anglais, de faire des pièces en cristal coloré, et rendu opaque au moyen de l'oxide d'étain. Il les exécute dans des moules de cuivre, faits sur le modèle en plâtre. Ce travail est fort joli et très-agréable à la vue; mais il est d'une grande fragilité. C'est donc un objet de pure curiosité, car il n'est pas susceptible de résister aux divers chocs auxquels il doit être exposé à tout instant; et tous les dentiers de cette matière, qui pré-

---

(1) Consulter, à ce sujet, l'art de fabriquer la poterie, façon anglaise, par O**. Paris, 1807.

sentent quelqu'étendue, se brisent peu de tems après qu'ils ont été placés.

En parcourant divers Ouvrages de Lithologie, publiés par Romé de Lille, Werner, d'Aubenton et Hany, j'ai appris que les *Talcs* réunissent les qualités requises pour faire des pièces de dents, en ce qu'ils se taillent comme de la craie; et quoique se durcissant à un feu assez léger, ils résistent néanmoins à celui de porcelaine. Ainsi, lorsqu'il s'agit de faire un dentier, on peut se servir de cette espèce de substance minérale grasse, appelée *pierre de lard*; on la sculpte, on y pose un émail calculé d'après le dégré de chaleur à laquelle on veut soumettre le travail. Les *Talcs* ont moins de retrait que la porcelaine, et deviennent beaucoup plus durs : ils n'ont point, comme celle-ci, le défaut de se déformer pendant la cuisson; ils réunissent donc toutes les qualités désirables. Il ne s'agit que de s'en procurer des morceaux suffisamment volumineux.

ARTICLE IV.

Dents Terro-métalliques ou *Calliodontes* (1), *d'après le procédé de M. Fonzi.*

En 1818, l'Athénée des Arts donna son approbation à des dents de composition terreuse et métallique, qui lui furent présentées par M. *Fonzi*. Le plan suivi par

(1) Cette dénomination proposée par feu Ricci, me semble admissible. Je la substituerai donc souvent à celle de *dents terro-métalliques*.

Les rapports de l'Académie de Médecine furent faits dans la séance du 24 août 1818. Ceux de l'Athénée l'avaient été le 4 avril de la même année, enfin le jugement que cette société porta sur la différence qui existait entre les travaux de MM. Fonzi et Dubois, fut prononcé le 13 novembre 1819. Malheureusement ces divers rapports jetèrent peu de jour sur le *modus faciendi*, parce que M. Fonzi avait déposé ses procédés sous le sceau du secret.

Il serait à souhaiter, dans l'intérêt des arts, que les sociétés savantes ne donnassent d'approbations qu'à la condition expresse de la publication, sous un tems déterminé : car alors l'humanité pourrait y gagner quelque chose. Au lieu que le mode adopté, favorise seulement un individu au détriment d'une foule d'autres, et semble autoriser un monopole nuisible aux perfectionnemens rapides de chaque découverte.

lui était absolument différent de celui de ses prédécesseurs. En effet, ceux dont j'ai parlé ci-avant, faisaient des dentiers d'une seule pièce, et à mesure seulement qu'il se présentait un client qui leur en commandait, tandis que celui-ci fabriquait d'avance un grand nombre de dents séparées et de toutes sortes de couleurs; il les assemblait au besoin pour en construire des pièces d'une plus ou moins grande étendue, assorties à la nuance de celles qui pouvaient rester dans la bouche.

M. Fonzi ayant eu connaissance des préventions élevées contre les compositions de M. *de Chemant*, dans lesquelles il entrait de l'alkali, se servit de la pâte de porcelaine dure. Ainsi il évita qu'on ne lui renouvelât les argumens qu'on avait jadis opposés à l'emploi de celle qu'on appelle *tendre*, car on ne pouvait soupçonner la précédente d'être attaquable par les réactifs chimiques contenus dans la salive, tels que le muriate de soude, l'ammoniaque, etc.; ni par les gaz qui s'échappent de la poitrine et de l'estomac.

Néanmoins certains dentistes pointilleux, jugèrent les *Calliodontes*, moins favorablement que l'Athénée : ils déclarèrent par la voie des journaux, qu'elles étaient loin de réunir toutes les conditions exigibles. Ainsi, afin d'établir qu'elles ne pouvaient être mises en parallèle avec les dents humaines, ils dirent qu'au lieu d'en avoir le ton osseux, elles étaient vitreuses, que l'émail en était semé de particules métalliques noirâtres ; et qu'enfin, sous le rapport des formes, elles étaient bombées, au lieu d'être applaties comme celles qui ornent la partie antérieure de la bouche, etc. En conséquence, sans avoir égard aux divers perfectionnemens dont pouvait être susceptible un travail dont *l'auteur gardait le secret*, l'intérêt personnel, et peut-être même l'envie, s'attachèrent à en proscrire l'usage. En 1789, la découverte de M. de Chemant avait trouvé des détracteurs : celle de M. Fonzi en rencontra en 1808.

Au reste, quelques traits de lumière jaillirent nécessairement de ces fastidieux débats. Les succès obtenus à Paris par notre auteur, excitant bientôt l'émulation des dentistes, au milieu desquels l'idée mère était née, plusieurs s'en occupèrent avec persévérance : de sorte que maintenant les dents terro-métalliques qu'on fabrique dans notre capitale, peuvent être placées à côté de celles qui restent aux cliens, sans qu'il soit possible, ou au moins facile, de distinguer les unes des autres.

Cependant chaque artiste a jusqu'ici fait un

mystère de ses procédés : tous ont travaillé avec ardeur, mais isolément, et ce n'est qu'à force de tâtonnemens que chacun est parvenu à trouver la clef d'un genre de fabrication sur lequel ceux qui font ou qui peignent la porcelaine, ne peuvent même donner que de faibles renseignemens.

En 1812, un anonyme désirant encourager la prothèse-dentaire, déposa des fonds pour une médaille d'or, que devait accorder la Société de Médecine de Paris, à celui qui traiterait le mieux cinq questions relatives à la composition et aux moyens de fixation des dents de porcelaine (1).

Elles étaient ainsi conçues :

« 1°. Quels sont les motifs de préférence » que la porcelaine mérite sur les différentes » matières animales, pour la construction » des dents ?

» 2°. Quels sont les moyens les plus simples » et les plus économiques à employer pour » composer et colorer la pâte, ainsi que l'émail, » et pour les cuire ?

» 3°. Le précipité pourpre de Cassius, (oxide » d'or précipité par le muriate d'étain) est-il » préférable à toute autre substance pour co-

(1) V. le Journ. gén. de Médecine, année 1812, t. 45.

» lorer les gencives au besoin ? Quelle est la » manière de l'employer ?

» 4°. Le platine jouit-il des propriétés physiques et chimiques qui le rendent plus apte » que les autres métaux à disposer les dents » de manière à pouvoir être facilement réunies » entre elles après la cuisson ?

» 5°. Quels sont les moyens mécaniques les » plus avantageux pour monter les dents et » les ajuster dans la bouche, sans nuire à la » solidité des dents naturelles ? »

Deux mémoires seulement furent adressés à la Société, et quoiqu'ils n'eussent point entièrement rempli l'intention qu'elle s'était proposée, la commission chargée de l'examen, fit mention honorable de l'un d'eux, afin d'encourager l'Auteur ; malheureusement il mourut avant d'avoir perfectionné son travail, et il ne l'a point publié (1).

M. Cornélio, son concurrent, a fait imprimer le sien en italien (2). Il renferme quelques bonnes choses ; mais il y en a encore plus qui ne sont d'aucune valeur. Enfin, il serait hors de propos d'entamer une discussion au sujet

(1) Ce Mémoire était de Maggiolo, de Nancy.

(2) Statistica odontalgia del Piémonté ed in i specie di Turino, etc. Vittorio Cornélio, Turino, 1818.

sujet de la solution qu'il a donnée des cinq questions de la Société de Médecine, je me contenterai de dire qu'il est loin de les avoir abordées. 1°. Il ne parle point des moyens de colorer le fond de la pâte de porcelaine. 2°. Il se contente de mettre sur le vernis de la face labiale des dents factices, une couche de peinture vitrifiable au feu léger de la moufle. Or, l'expérience lui apprit bientôt, ainsi qu'à tous les dentistes, que le mucus buccal altère promptement cette peinture, qu'il la noircit, la détruit, et laisse bientôt à nud la porcelaine, dont la blancheur contraste alors singulièrement avec celle des dents, etc. Par conséquent, il a suivi une route qui ne pouvant le conduire au but, l'a dégoûté de ce travail, et l'a porté à conclure que l'emploi des dents de substances animales devait être préféré : On peut donc dire, sans crainte d'être démenti, qu'il n'a encore été rien publié de véritablement instructif sur le sujet dont je m'occupe dans cet article.

Avant d'entrer en matière, il est bon de faire observer que le feu au milieu duquel se cuit la porcelaine de kaolin, ainsi que les *calliodontes*, est très-intense et de longue durée.

Il n'est point douteux que les fabricans de

porcelaine se proposent deux choses en l'entretenant de cette sorte. 1°. De demi-vitrifier convenablement cette poterie, et de fondre parfaitement la *couverte* ou *vernis*. 2°. De la rendre d'une blancheur plus éclatante, en brûlant et en évaporant les particules ferrugineuses qui se trouvent toujours contenues en plus ou moins grande quantité dans les *terres* et les *quartz* dont elle est composée.

Mais ce qui est un avantage pour le *porcelainier*, devient le désespoir du *dentiste* : car celui-ci, dont le but tend à faire des dents, désire en avoir de différentes nuances; et comme le feu, alimenté long-tems après que la couverte est entrée en fusion, dévore les matières colorantes, celles qu'il y a incorporées à dessein se trouvent détruites, et ses espérances s'évanouissent avec elles. Tels ont été les premiers et très-grands obstacles rencontrés par tous ceux qui se sont occupés de ce travail; ce qui les a conduits à essayer de mettre beaucoup de colorant dans une petite quantité de pâte ou d'émail, afin que l'évaporation ayant eu lieu, il en restât encore assez pour obtenir un ton *roussâtre*.

A la suite de cette difficulté, qui ne fut vaincue qu'après mille tentatives, il s'en présenta d'autres au sujet du vernis : car la partie osseuse de nos dents, est recouverte par un *émail laiteux*, semi-diaphane, et d'un blanc assez variable ; tandis que la couverte qui donne le poli à la porcelaine, est un *verre transparent*. Le colorer était facile, mais il n'approchait pas davantage de l'apparence physique de nos dents.

Ce n'est pas tout encore, l'addition que le dentiste fait d'un oxide métallique, afin d'obtenir de la coloration, augmente singulièrement la fusibilité de la couverte préparée pour les porcelainiers, laquelle est combinée de manière à se fondre précisément au dégré de feu nécessaire à la cuisson de leurs vases ; de sorte que la moindre quantité de fondant sur-ajouté, la fait *bouillonner et boursoufler*.

Des recherches nombreuses, des essais multipliés, soutenus avec une patience infatigable, apprirent enfin que les *calliodontes* devaient être faites de deux pâtes : l'une servant de *corps*, ou de *base*, pouvant être de la porcelaine blanche ou colorée, mais toujours combinée d'après les principes que j'exposerai ; l'autre devant être un vernis, qui ne sera pas diaphane, mais qui formera une couche *nacrée*, offrant l'*épaisseur*, la *nuance*, et le *ton osseux* de l'émail des dents humaines. Ces conditions sont fort difficiles à obtenir à cause de la durée du feu des fabriques. Sous ce rapport, MM. *de Chemant* et *Dubois* sont plus heureux en ce qu'ayant un four chez eux, ils l'éteignent aussi-tôt que la cuisson est opérée.

J'ai dit plus haut que la pâte a besoin de supporter une préparation particulière, afin de former la base des *calliodontes ;* en effet, les vases de porcelaine ordinaire ne sont pas destinés à être portés subitement au feu pour les usages domestiques ; en conséquence on ne s'occupe pas de leur donner cette qualité que possèdent nos poteries les plus communes ; mais les dents de composition doivent, après être cuites, supporter différentes opérations ; particulièrement de recevoir sans se casser le coup de feu de la lampe à souder. Elles n'acquièrent cette propriété que par l'isolement des molécules terreuses, au moyen d'un corps infusible disséminé dans la masse, lequel les crible de pores imperceptibles par lesquels la chaleur peut s'introduire avec facilité, et sans occasionner une dilatation forcée ou trop rapide. *Le sable, le grès, le silex, les quartz blancs*, ont cet avantage.

---

§. 1. *Des pâtes propres à faire des bases.* Les amalgames suivans remplissent toutes les conditions désirables.

Pâte blanche.

Pâte de porcelaine des fabriques . . .	20 parties.
Sable, grès, ou silex blanc	1 part.

Pâte colorée.

Pâte de porcelaine	20 part.
Sable	1 part.
Alumine ou terre infusible (1). . . .	dem. part.

Tel oxide qu'on voudra, 150 décigrammes par demi-kilogramme.

Arrosez d'eau et mélangez exactement sur une glace avec une molette de verre, ou sur un plateau de porcelaine et une molette de même matière, ou enfin dans un moulin : faites ensuite absorber l'eau surabondante par des rondeaux de plâtre. Formez, avec l'une de ces compositions, de petits *carrés longs*, que nous appelerons *bases*; elles auront environ deux millim. d'épaisseur, sur à-peu-près six ou huit millim. de large et dix ou douze de haut; pratiquez derrière chaque, et pendant qu'ils sont encore mous, une rainure verticale ou transversale, enfoncez-y un petit crampon de platine qui doit être recourbé par les deux extré-

(1) Dans celle-ci, on ajoute de l'alumine pour contre-balancer la fusibilité des oxides.

mités, de manière à s'y bien maintenir. Nous appelerons celui-ci *crampon enfoui*, (*fig.* 47). Croisez-le par un autre en fer à cheval, (*fig.* 48) lequel s'élevera au-dessus du plan de la *base*, de manière à ce qu'il forme une anse dans laquelle on puisse entrer la barre d'or ou de platine qui sert à assembler cette sorte de dents.

On abat en *chanfrein* les bords latéraux des carrés, afin qu'ils ressemblent à-peu-près à la table antérieure d'une dent dont le *talon* aurait été enlevé. Quelques dentistes préfèrent mouler dans du plâtre, la face labiale de plusieurs dents humaines, et ils y façonnent les bases, qui, au lieu d'être planes, sont légèrement convexes.

On a reproché à la dent à crampon (1) faite d'après le procédé que je viens d'enseigner (*fig.* 49) de n'avoir pas de talon, et par conséquent de ne point recouvrir la partie postérieure de la racine sur laquelle on la poserait à *tenon*. Il n'est pas difficile d'obvier à cet inconvénient, en ajoutant, avant la cuisson, un peu de pâte qui en formera un au-dessus du crampon, (*fig.* 50); ou bien après que le pivot aura

(1) C'est M. Fonzi qui le premier en a fait de cette forme, c'est lui aussi qui le premier a employé le platine dans la fabrication des dents terro-métalliques.

été soudé, on le rapportera (*fig.* 51) avec une composition terreuse que j'indiquerai plus loin, et qui se cuit au fourneau dont je donnerai également description. Enfin on peut imiter exactement la forme des dents avec de la pâte, et au lieu de crampons de platine, on se contente de pratiquer au centre des dents labiales, un trou quadrilataire, dont l'orifice inférieur est évasé, et transverse horisontal pour les molaires (*fig.* 52).

Au moyen du talon, fait par première intention ou rapporté après coup, les dents factices pourront recouvrir entièrement les racines. Dès-lors la langue ne rencontrera aucune inégalité incommode, et il ne pourra se rien loger dans la jonction.

Au surplus, de quelque façon que soient modelées les bases des *calliodontes*, il faut les faire *dégourdir*. Pour cet effet on les dépose dans une capsule ou dans un *creuset de Hesse*, que l'on couvre avec une tuile, et on les fait rougir au milieu d'un feu de charbon que l'on entretient pendant une demi-heure environ, afin que ces petites bases acquièrent une certaine consistance. On les laisse refroidir, alors elles n'absorbent presque plus l'humidité, et sont susceptibles de recevoir l'émail.

Les nombreux essais tentés par les dentistes,

leur ont enseigné que le fond de la pâte de porcelaine se colore très-difficilement; en effet, quel que soit l'oxide que l'on emploie, la superficie seulement devient jaune, mais l'intérieur est presque toujours bleuâtre ou gris. Néanmoins, plus on accorde de transparence aux *calliodontes*, moins on a de peine à en nuancer le fond. D'après cela, il est souvent avantageux d'y incorporer une petite quantité de couverte. Il y a cependant des oxides tellement diffusibles, qu'ils la colorent parfaitement, tels sont ceux de cobalt, de platine, d'or: malheureusement ce ne sont point ceux-ci qui donnent le *jaune* (1).

§. 2. *Parlons maintenant de l'émail.*

Puisque la couverte des porcelainiers n'est qu'un verre diaphane, elle ne peut donc, dans cet état, simuler l'émail des dents humaines; car il ne suffit pas de la colorer, il faut encore

(1) J'ai vu de la porcelaine de Perse, dont la cassure offrait un fond *jaune nankin* ou *roux*. On m'a assuré que certaines porcelaines d'Allemagne ont aussi naturellement cette nuance. Il serait heureux que ceux qui se trouveraient à portée de s'en assurer, le fissent savoir aux dentistes, afin qu'ils pussent s'en procurer; car les *kaolins* de France cuisent très-*blanc* ou *gris*, et coûtent beaucoup de peines et de tems à colorer, encore n'y parvient-on que très-imparfaitement.

lui donner le ton osseux que possède la face antérieure des dents ; ainsi cette couverte doit être transformée en un émail, (1) ce qu'on obtient en en troublant la transparence.

Mais pour n'avoir pas besoin de faire à tout instant des *pesées*, je compose une *masse d'émail blanc* que je conserve fraîchement et à l'abri de la poussière ; ainsi :

Couverte des porcelainiers, cinq à six parties.
Terre de porcelaine, trois parties.

Ce mélange n'a, étant seul, qu'une demi-fusibilité : mais les oxides qu'on ajoute pour le colorer, lui donnent celle qu'il doit avoir.

Prenez telle portion que vous voudrez de cet amalgame, joignez-y quelques centigrammes d'oxide métallique par trente grammes, et afin de varier davantage les nuances, faites des réunions de différens oxides. Broyez sur la glace pendant long-tems, afin de bien étendre la matière colorante.

Il y a des oxides qui facilitent singulièrement la vitrification des terres, tandis qu'il en

(1) Les Emaux de bijouterie ne sont rien autre chose que du verre dans lequel il entre de la *potée d'étain*, qui ne se fondant pas au feu ordinaire des fourneaux de verrerie, en trouble la transparence et donne un ton laiteux aux matières dans lesquelles on la mélange.

est d'autres auxquels il est nécessaire de joindre un fondant, comme : le *cristal*, l'*albâtre*, le *gyps*, le *mica*, le *fluate de chaux*, etc. Enfin si la quantité ou la qualité de l'oxide est telle que l'émail soit trop vitreux, on ajoute dans la composition un peu d'alumine ou de craie.

Pour obtenir une coloration plus homogène des émaux, on peut se servir avec avantage de *frittes*, que l'on obtient par le moyen suivant:

Mettez dans une capsule de porcelaine, une partie d'oxide métallique broyée avec dix fois autant de pâte. Ce mélange, ayant supporté le coup de feu du four, sera réduit à l'état de *fritte* très-colorée (*sorte de verre*); brisez-le dans un mortier d'agathe ; vous pourrez vous en servir comme d'un colorant déjà très-divisé.

Nous devons observer ici que les métaux eux-mêmes donnent de la couleur aux *calliodontes*, et que leurs divers dégrés d'oxidation produisent des nuances très-variées, et qui souvent n'ont aucun rapport. Par exemple, l'or en feuille, bien mélangé avec la pâte ou l'émail, teint en violet; il en est de même du muriate précipité par l'étain; tandis que le muriate précipité par la potasse, colore en rouge. Le muriate gris de platine, donne du bleu; le muriate jaune donne du noir, etc.

Parmi les oxides qui résistent le mieux au feu de porcelaine, et dont par conséquent on peut tirer parti dans la fabrication des *calliodontes*, on peut mentionner les suivans, qui s'emploient en raison de leurs propriétés colorantes ;

SAVOIR :

			pour 4 grammes		colore en
Oxides de placés d'après le dégré de coloration qu'ils donnent aux émaux.	Cobalt à . . .	o	grammes	0000535. .	bleu.
	Platine	o	*id.*	0000535. .	bleu noir.
	Or	o	*id.*	00134. .	violet et rouge.
	Bismuth . . .	o	*id.*	00268. .	bleu gris.
	Mercure . . .	o	*id.*	00268. .	gris.
	Argent	o	*id.*	00268. .	blanc jaune.
	Fer	o	*id.*	00669. .	roux jaune.
	Manganèse . .	o	*id.*	01338. .	gris.
	Urane	o	*id.*	05350. .	jaune paille.
	Titane	o	*id.*	10700. .	jaune paille.
	Antimoine. . .	o	*id.*	21400. .	jaune.

Au reste, il n'est rien d'absolu dans le cadre que je viens de présenter. C'est à l'artiste à faire des essais.

Il y a des substances réputées infusibles, qui se fondent au four à porcelaine, tel est la *potée d'étain*, qui se transforme en un verre *couleur olive*. Il en est de même de la mianthe, qui se fond en un verre jaune, colorant très-bien. Les oxides de plomb servent de fondant pour certains autres, mais ne colorent point, ou au moins très-peu.

Faisant l'application de ce que je viens d'exposer, je présenterai quelques exemples de compositions d'émaux coloriés.

	grammes.	millim.	
Email composé ainsi que je l'ai dit, . . .	4		Mélangés sur la glace, avec de l'eau chargée de gomme arabique.
Oxide titane, . . .	0 . . .	32100	
Email composé, . .	4	*id.*	
Oxide rouge de fer, .	0 . . .	03560	
Email composé, . .	4	*id.*	
Oxide noir de fer, . .	0 . . .	01338	
Oxide manganèse, . .	0 . . .	05350	
Oxide blanc de plomb,	0 . . .	02675	

En essayant ces trois exemples, on pourra vérifier, 1°. Que le titane colore beaucoup moins que le fer, et qu'il est infiniment moins fusible; 2°. Que le composé ternaire de fer, de manganèse et de plomb, est plus fusible que le fer seul.

L'émail s'emploie à la consistance d'une bouillie épaisse, et afin qu'il s'attache mieux à la base terreuse, on le délaye avec de l'eau dans laquelle on a fait dissoudre de la gomme arabique : on l'applique avec un pinceau. Si la base est colorée, on en met une couche mince; si elle est blanche, on en met plus épais (1).

(1) Lorsqu'on nuancera la base, la couleur de l'émail s'en trouvera augmentée; elle pourra même en provenir entièrement, si celui-ci est transparent.

Il est essentiel de ne pas perdre de vue que l'émail a une grande tendance à se rassembler vers le centre de la dent, or plus on en mettra, plus celle-ci s'éloignera de la forme des incisives; c'est pour cette raison que j'ai proposé de *faire des bases à superficie plane.*

Tous les oxides qui ont la propriété de colorer l'émail en jaune, ont aussi celle de lui donner une légère nuance verdâtre qui s'éloigne toujours plus ou moins de celle des dents naturelles : il était donc nécessaire de s'occuper des moyens de l'en rapprocher davantage. En effet, ces organes sont non-seulement d'un blanc laiteux assez varié; mais ils jouissent encore d'un ton imperceptiblement rosé qu'ils doivent à l'abord du sang au *ganglion* central. En conséquence, les calliodontes étant simplement composées, ainsi que je viens de l'enseigner, manquent de cet air de vie que possèdent nos dents. On parvient à les en gratifier en incorporant dans

---

Lorsqu'on préfère colorer l'émail seulement, il faut le rendre peu fusible, et en mettre assez pour qu'on ne puisse apercevoir la blancheur de la base, ou pâte de dessous. Enfin, en colorant la pâte avec un oxide, et l'émail avec un autre, on peut obtenir une plus grande variété de nuances.

chaque amalgame une très-légère quantité de *muriate d'or précipité par la potasse*. Cet oxide détruit merveilleusement la teinte verdâtre qui tend sans cesse à se développer dans les vitrifications opérées à de hautes températures.

ARTICLE V.

Des réverbérateurs, nécessaires à la cuisson des Dents minérales.

§. 1. POUR *les Calliodontes*. De même qu'il y a plusieurs sortes de procédés, pour composer des pâtes avec lesquelles on peut fabriquer des dentiers; il y a aussi différens fours pour les cuire.

C'est parce que les pâtes dont sont formés les vases minces fabriqués à la Chine, ou à Sèvres, sont très-réfractaires, qu'ils peuvent recevoir sans se rompre, des chocs assez rudes; tandis que ceux qui sont faits dans un grand nombre de nos manufactures particulières sont beaucoup plus casuels, quoique plus épais.

Les additions d'oxides, particulièrement ceux qui proviennent du fer, donnent beaucoup de solidité aux semi-vitrifications: mais si le feu est plus fort qu'il ne faut pour qu'elles arrivent justement à ce point, elles se boursouflent et se brûlent ; si au contraire elles sont trop réfractaires, elles ne cuisent pas.

Il est donc essentiel de posséder plusieurs *réverbérateurs*, afin de pouvoir combiner la température avec la dureté, et la capacité avec le volume des objets qu'on veut vitrifier.

Ainsi quoiqu'il fût possible de faire cuire chez soi les dents faites d'après les procédés de M. *Fonzi*, néanmoins, il est beaucoup plus économique de les envoyer à un four de porcelainier, ou à celui d'un faïencier : il ne s'agira que de combiner ses amalgames d'après le dégré de feu qu'elles y doivent recevoir.

Les dents terro-métalliques recouvertes d'émail et séchées, seront rangées soigneusement dans une *gazette*, (1) ayant l'attention de laisser entre chacune d'elles, un léger espace, afin qu'elles ne puissent se coller ensemble : mais quelle que soit la forme que l'on ait adoptée pour la base de la *calliodonte*, il est indispensable que la face qui supporte l'émail soit placée horizontalement : car venant à se liquéfier pendant la cuisson, il descendrait

(1) C'est une espèce de plat fait en terre réfractaire, dans le fond duquel on sème un peu de sable blanc et infusible.

dans la partie la plus déclive. Quand on a adopté de faire des bases cunéiformes, il est donc nécessaire de les maintenir convenablement en-dessous avec de la terre réfractaire.

Si on a calculé les doses des compositions, tant de l'émail que de la pâte, de manière à mettre la fusibilité en harmonie avec le coup de feu de la fabrique où on fait cuire, on pourra poser les gazettes dans l'endroit du four où on présume qu'elles devront recevoir le plus de chaleur.

§. 2. *Réverbérateurs de laboratoire.*

Quoique le feu des manufactures où l'on porte les calliodontes, s'élève jusqu'à cent vingt ou cent trente dégrés de Wedwood, il est certain qu'on peut, dans un petit foyer disposé à cet effet, en déterminer un de cent soixante. Ce serait donc une erreur de penser qu'il n'y a que ceux qui se trouvent dans le voisinage des fabriques de poteries fines, qui puissent faire des dents minérales : j'ai tenté, à ce sujet, des expériences qui m'ont prouvé que M. *Fonzi* s'est grandement trompé en l'assurant.

M. Dubois, dont j'ai plusieurs fois cité la brochure, donne la description des deux fours qu'il paraît avoir mis en usage pour durcir

les

les matières qu'il employe. L'un est la forge à quatre vents, indiquée dans nos ouvrages de chimie; l'autre est un fourneau à courant d'air. Celui-ci est préférable sous plusieurs rapports; 1°. Parce que l'on n'a pas besoin d'avoir un aide occupé à souffler sans relâche. 2°. Parce que le soufflet ne produit pas un courant constant et égal, et que d'ailleurs, il consume prodigieusement le charbon. Le fourneau d'aspiration est donc le moins embarrassant, il ne demande d'autre précaution que d'être placé dans une bonne cheminée, qui soit perpendiculaire, ou à-peu-près.

C'est de ce genre de fourneau, dont M. de Chemant se sert depuis long-tems, et je l'ai également adopté pour l'exécution de mes divers travaux.

Les fourneaux peuvent être achetés tout faits, chez les fabricans; ils sont d'autant meilleurs, que les parois en sont plus épaisses, et que la terre, dont ils sont composés, est moins fusible, mieux cimentée, et contient une plus grande portion de charbon pilé. On peut aussi les faire construire sur place, avec des briques fabriquées exprès.

On fait cercler les *réverbérateurs* avec du fer, attendu que la grande chaleur qu'on y développe, les faisant fendre en plusieurs endroits, c'est le seul moyen de les soutenir. Au reste on bouche ces fentes avec de la terre à potier.

Description du grand fourneau (*fig.* 53). La porcelaine la plus réfractaire se semi-vitrifie très-bien dans un *réverbérateur* de vingt-quatre centimètres carrés; mais comme il est essentiel d'y concentrer le plus de chaleur possible, il ne doit avoir que trois ouvertures; l'une dans le chapiteau et qui sert à introduire le combustible; l'autre, qui est plus bas, répond au milieu du foyer; c'est par celle-ci qu'on pose le coffret qui renferme les dentiers; la troisième est au niveau de la grille, et sert à charger le dessous.

La grille sur laquelle repose le combustible, doit être facile à déplacer, afin d'arrêter le feu aussi-tôt qu'on le juge nécessaire; en conséquence celle qui est à *bascule* doit être préférée à toute autre; mais il n'importe pas qu'elle soit en terre ou en fer, pourvu qu'elle ait de l'épaisseur et de la solidité. Enfin le cendrier sera vaste, afin que l'air y puisse entrer en grande masse.

Du petit fourneau. Celui dont je viens de parler, consumant beaucoup, en fort peu de tems, ne doit être mis en usage que pour cuire les subtances terreuses qui ont besoin d'acquérir une grande solidité : tels sont les dentiers d'une seule pièce, faits à la méthode de M. de Chemant ; mais lorsqu'on ne veut que rapporter des gencives aux calliodontes, ou peindre seulement au feu de *moufle*, il n'est pas nécessaire de sacrifier inutilement le combustible ; on a donc un petit fourneau dont toutes les dimensions ne sont que de la moitié de celles du précédent ; du reste il sera construit sur le même plan.

§. 3. *De l'enfournement et de la cuisson.* Ce n'est pas tout d'avoir de bons *réverbérateurs*, et d'excellentes compositions, il est indispensable de savoir cuire sans rien confier au hasard ; car si d'un côté il faut continuer le feu, jusqu'à ce que la demi-vitrification soit précisément arrivée au dégré convenable ; de l'autre, il est urgent de s'arrêter aussi-tôt qu'elle est obtenue. Cela est d'autant plus essentiel, que si l'on ne chauffe pas assez, les pièces n'acquièrent point une consistance suffisante, et la salive les altère ; mais si on chauffe trop, elles se déforment. Par conséquent, il est nécessaire de pouvoir s'assurer à volonté de l'état de la cuisson : car la durée du feu, et la quantité du combustible qui doit être consumé, ne peuvent guider dans l'opération, attendu qu'elles sont relatives au tirage qui lui-même est en raison de l'état de l'atmosphère. Ainsi, par exemple, dans un tems sec et froid, j'ai cuit en une demi-heure et avec très-peu de charbon, des compositions qui ont demandé deux heures et quatre fois autant de combustible dans un tems nébuleux.

On a donc recours à divers procédés :

1°. En sachant à quel dégré d'un calorimètre en platine, cuit chaque composition, et en arrêtant le feu aussi-tôt que l'aiguille de cet instrument marque celui qui est reconnu nécessaire.

2°. En se servant du pyromètre de Wedwood, qui, au moyen de morceaux d'alumine que l'on place au milieu du feu, et qu'on retire de tems à autres, pour les présenter sur l'échelle de l'instrument, indique également le dégré de chaleur.

3°. En fixant au bout de plusieurs fils de platine de petits échantillons faits de terre, d'émail ou de peinture, que l'on introduit dans le *coffret* qui contient les pièces, et qu'on retire de tems en tems, pour s'assurer de l'état des produits; ce dernier moyen étant le plus simple, le moins embarrassant et le plus économique, est celui dont je fais usage.

Les *Coffrets* et les *Moufles* de vitrification sont d'une nécessité absolue. Ce sont des objets creux, en terre réfractaire, dont les formes varient suivant le génie de l'artiste, et qui servent à garantir les dentiers du contact immédiat du combustible.

Les *coffrets* doivent être épais de six ou huit millim., afin de pouvoir supporter un grand coup de feu. Les miens sont faits ainsi : une voûte très-surbaissée (*V. fig.* 54) s'appuye sur deux côtés en équerre, vers le milieu desquels on perce un trou par où on passe une barre ou support de platine, dont j'indiquerai bientôt l'usage. Le plancher inférieur est en plate-forme. Deux petits tasseaux de terre infusible, sont placés dans les angles ; ils servent, chaque fois qu'on cuit, à supporter une tuile ; de cette sorte, il existe un vide entre celle-ci et le plancher. Le fond du coffret est clos à demeure, le devant est ouvert, et se ferme par une porte, du centre de laquelle part un tuyau large de dix ou douze millimètres, et long de huit à dix centimètres.

Lorsqu'on veut cuire, on saupoudre du sable non fusible sur la tuile, et on y pose les pièces, de manière à ce qu'elles ne touchent ni les voisines, ni les parois du coffret, ensuite on assujettit celui-ci solidement au centre du foyer du réverbérateur. M. Dubois qui fait usage de *gazettes* circulaires, les place sur des rondeaux de terre réfractaire qui sont entrecroisés de manière à s'élever jusqu'à la hauteur qu'il veut. Ce procédé empêche le combustible de pouvoir se tasser parfaitement au-dessous de la *gazette*; le moyen suivant est donc préférable. En faisant construire les parois du fourneau, ayez soin qu'on y fiche tant antérieurement que postérieurement, deux éperons de terre réfractaire, et qu'ils soient situés au niveau de l'ouverture de la porte par où l'on introduit le coffret. C'est sur ces quatre éperons qui auront environ six centimètres de saillie, qu'il sera posé; mais s'il était trop court pour y être solidement appuyé, vous placeriez dessous une tuile réfractaire, épaisse de six millim., laquelle formerait une sorte de pont. Ensuite on adaptera la *porte*, dont le tuyau ira se rendre en dehors du fourneau; on la lutera avec de l'argille, sur la tuile rapportée. Après cela, on fermera le fourneau avec celle qui lui est destinée. Celle-ci doit être percée d'un trou par où passera le tuyau, et en-dessous d'elle il est indispensable de réserver également un passage qui réponde au *vide* qu'on a ménagé entre la tuile qui supporte les pièces et le plancher inférieur du coffret.

Tout étant ainsi disposé, on charge le four peu-à-peu, soit avec du *charbon* ou du *fumeron*, soit avec de la *houille*. Le second chauffe mieux que le premier, et celle-ci beaucoup plus que les deux autres; mais tout combustible dont il se dégage de la fumée, étant susceptible de noircir les émaux et les terres, il est très-essentiel de les en garantir par un lutage exact.

Voici maintenant à quoi sont destinés la *barre* de platine qui traverse le coffret, ainsi que le *vide* qui existe au-dessous de la tuile. La première soutiendra les essais supérieurs que l'on enfoncera par le tuyau, et qui sans elle toucheraient les dentiers, et pourraient les déranger lorsqu'on voudrait s'assurer de l'état de la cuisson. Le deuxième sert à loger des échantillons qu'on y passera en-dessous des portes du four et du coffret. De telles précautions ne sont point superflues; l'expérience leur ayant donné naissance, elles ne doivent point être négligées. En effet, quand on se contente d'introduire des essais par le tuyau, il arrive qu'étant d'un petit volume, ils sont cuits bien avant les dentiers : mais si on les examine alternativement avec ceux de dessous, il est facile de présumer à quel point les pièces qui sont dans le milieu sont vitrifiées; car, qui le croira avant de l'avoir observé ? il se trouve dans le même coffret, quelque petit qu'il soit, des pièces qui le sont, long-tems avant les autres.

On s'aperçoit que la pâte approche de son dégré de cuisson, quand les échantillons prennent une couleur jaune serin ; quand ils ne sont plus attaquables à la lime, et qu'ils ont acquis la semi-transparence de la porcelaine : c'est alors qu'il faut se hâter de cesser tout-à-coup le feu, en faisant basculer la grille du fourneau, dont le charbon doit être recueilli dans un étouffoir de tôle, que l'on ferme hermétiquement.

La *moufle* est une sorte de coffret dont les parois sont minces, et dans laquelle on ne met point de tuile pour réserver un vide entre le plancher et les dentiers. Du reste, semblable forme, même terre pour la fabriquer, pareille façon de la luter et de la placer dans le fourneau.

Il n'est pas absolument nécessaire de faire usage de celui-ci, quand on ne se sert de la *moufle* que pour cuire la peinture *couleur de gencive.* M. de Chemant, par exemple, se contente d'allumer un tas de charbon environné de briques, au milieu duquel il fait traverser quelques barres de fer pour supporter la moufle, qu'il recouvre également de charbon; et quand les essais qu'il y a introduits lui annoncent que la fusion est opérée, il l'enlève avec des pincettes, et la laisse refroidir avant d'en retirer les pièces. On trouvera sous la (*fig.* 55) le modèle d'une moufle, dont la porte est à verroux ; elle est en platine. Sur la voûte est un anneau pour l'ôter facilement du foyer embrâsé.

Si l'on retire trop tôt ce petit coffre, la peinture n'est pas *glacée* sur les dentiers, elle est grumeleuse, et elle s'altère promptement dans la bouche. Si on le laisse trop long-tems, la couleur pâlit ou jaunit, elle s'évapore, et finit par noircir et brûler.

Tels sont les divers appareils et les différentes opérations à l'aide desquels le chirurgien peut composer des corps capables de remplacer les substances animales, et qui ne sont pas susceptibles, comme celles-ci, d'être attaquées par les acides, par les gaz qui s'échappent de notre corps, et par les alimens dont nous nous nourrissons : cependant que ceux qui essayeront de se livrer à ce genre de travail ne comptent pas réussir du premier coup : car quoique je n'aye rien caché des procédés qui sont parvenus à ma connaissance, ceux qui suivront un des systêmes que j'ai esquissés, doivent s'attendre à manquer plus d'une fournée. J'ai mis plusieurs années à apprendre par expérience ce que je viens de communiquer, et bien qu'aujourd'hui, je sois très-au courant du *modus faciendi*, il m'arrive fréquemment d'éprouver des échecs par la faute du feu.

La coloration sur couverte, à la manière de M. de Chemant, est sur-tout une opération fort délicate et qui exige les plus grands soins; un peu de poussière tombée dans la peinture; un instrument de fer qu'on y aura plongé par inadvertance, etc. sont autant de causes qui déterminent de mauvais résultats.

Au reste, étant obligé de revenir sur quelques-unes de ces choses, en m'occupant des moyens de tirer parti des dents terro-métalliques, pour confectionner des dentiers; j'aurai soin en faisant part des heureux perfectionnemens dont ce travail m'a paru susceptible, et que j'y ai conséquemment apportés, d'indiquer les écueils à éviter.

DEUXIÈME PARTIE.

CONSTRUCTION DES INSTRUMENS DE LA PROTHÈSE.

CHAPITRE PREMIER.

Considérations relatives à l'influence de la perte des Dents sur les traits du visage, sur la mastication, sur la voix, et sur l'ouverture naturelle de la bouche (1).

L'ÉTUDE approfondie des grands changemens produits par l'usure, l'évulsion, ou la chute naturelle d'une partie, ou de la totalité des dents, et les conséquences qui en résultent, doivent nous arrêter avant de passer aux moyens de construire les dentiers; car c'est seulement d'après elle que nous acquerrons ce

(1) Quelques critiques trouveront que cet article eût dû être placé dans mon Traité de la deuxième Dentition, pour lequel en effet il avait été composé; mais les praticiens me sauront gré de ne l'avoir intercalé que dans celui-ci, à cause des rapports qu'il a avec la Prothèse.

coup-d'œil *physiognomonique* nécessaire à quiconque s'occupe de mécanique buccale.

Les jolis os qui garnissent si agréablement la bouche humaine ne périssent jamais tout d'un coup : la destruction en est progressive ; tantôt ce sont ceux qui servent à broyer les alimens, tantôt ceux qui soutiennent les lèvres dont la privation se fait d'abord sentir : mais quel qu'en soit l'ordre, les mâchoires changent toujours de forme, et des rides sillonnant prématurément la face, nous avertissent qu'elle a perdu quelques-unes des dimensions qui en faisaient le caractère, et qu'il serait avantageux de lui restituer.

§. 1. *Mâchoire supérieure.* On sait que le palais qui, avant la *première odontocie*, ne présente qu'une faible concavité, plutôt circulaire qu'ovale, se développe à mesure qu'elle s'opère. Quelques années après, la seconde apporte encore dans la bouche des changemens d'autant plus sensibles, que la nouvelle classe de dents se complette davantage, et que les organes qui la composent sont plus volumineux. Pendant ces périodes la voûte prend une élévation et une forme remarquables, susceptibles de variétés qui influent sur l'angle facial, sur l'expression de la physionomie, ainsi que sur le timbre et le volume de la voix : (1) mais à mesure que le sujet perd ses dents, les bords alvéolaires se retirent vers le centre du palais, et les chairs de la face suivent ce mouvement. Les parties de la figure qui sont situées au-dessous des os de la pommette et du nez, se déforment d'une manière plus ou moins bizarre, et les phénomènes suivans en résultent.

Les dents supérieures antérieures seules étant tombées, l'ouverture labiale remonte dans le milieu : mais les commissures restant dans leur position, la bouche au lieu d'être horizontale, devient oblique ; le renfoncement de cette lèvre laisse l'inférieure en saillie ; elle entraîne les cartilages nazaux ; ceux-ci se rapprochent sensiblement l'un de l'autre, et la pointe de l'organe qu'ils concourent à former, tombe bientôt plus bas que les ailes : toutes ces déformations donnent à la figure une nouvelle expression qui contraste très-désavantageusement avec celle qu'elle avait antérieurement, et elle prend un air dur.

La concavité et tous les diamètres du palais diminuent à chaque endroit où les dents succombent avec leurs racines ; mais cette diminution est encore plus manifeste si l'évulsion

---

(1) *Voyez* mon Traité de la deuxième Dentition.

qui a pu en être faite, a détruit des portions d'os ; car, dans ce cas, le bord alvéolaire est non-seulement renfoncé, mais tortueux. A mesure que la chute des dents s'y effectue, la demi-éclipse qu'affectait cette partie chez l'adulte, rétrograde vers la forme circulaire, ainsi qu'elle l'avait dans l'âge tendre : de sorte que la ligne perpendiculaire de l'angle facial en est considérablement raccourcie. Au reste, ce décroissement n'a lieu que progressivement et de telle façon que là où il existe des dents solides, les parties conservent leurs dimensions naturelles.

Si le célèbre *Camper* eût réfléchi aux nombreuses variations dont est susceptible l'arcade alvéolaire cranienne, il ne l'aurait certainement pas prise pour y placer le sommet de *l'angle facial ;* car non-seulement les arcs des mâchoires des races humaines diffèrent ; mais des variétés infinies s'observent dans les individus, considérés aux diverses époques de la vie. *Camper* eût donc dû choisir un point plus fixe que les dents incisives, dont le volume, la position et la direction influent sur la plus ou moins grande saillie des alvéoles, et par conséquent sur la face elle-même. Or le trou palatin antérieur eût bien plus avantageusement servi à appuyer son système, et quoique la forme congéniale du palais eût aussi fourni quelques exceptions, elles eussent été infiniment moins fréquentes. C'est donc à ce trou que les physiologistes devraient, ce me semble, rapporter le sommet de l'angle dont le côté horizontal irait au conduit auditif, tandis que le côté vertical se rendrait au-devant de l'apophyse *crista galli ;* laissant ainsi toute la face et l'épaisseur des os en dehors. Par ce moyen, on ne pourrait opposer que peu de faits contrariant la théorie établie, que l'*intelligence* est au rapport avec la grandeur de l'*angle :* car, sans aller plus loin, l'enfant et le vieillard fournissent deux exemples contraires : en effet, chez eux, il est plus grand que dans l'adulte, néanmoins les facultés de l'âme de celui-ci sont bien plus étendues.

Influences sur la mastication et la digestion.

Rarement il arrive que toutes les dents de la mâchoire supérieure seulement sont absentes; cependant j'ai eu occasion de l'observer dix ou douze fois. Dans ce cas les dents inférieures saillent en avant, et comme l'arc sur lequel elles sont implantées a conservé toute son étendue, tandis que le diacranien est considérablement diminué, l'harmonie nécessaire à la mastication est rompue ; dès-lors l'homme ne broye plus ses alimens ; il les *imbibe* seulement de salive, qui, je le dis en passant, devient plus abondante à mesure que la mastication s'exécute plus difficilement ; et cette sage prodigalité des glandes qui la fournissent, est un bienfait de la nature ; car, si l'estomac venait à recevoir des alimens non divisés, et presque encore secs, il n'y a pas de doute qu'il ne tarderait pas à se fatiguer considérablement.

Influence sur la voix.

Ce pourrait être le sujet d'une intéressante dissertation que l'examen des changemens qui s'opèrent dans la voix, par suite de la perte des dents, accompagnée du rapetissement de tous les diamètres du palais, les physiologistes modernes auxquels nous devons tant de belles considérations et d'expériences, ne s'y sont point arrêtés ; (1) je dois donc leur consacrer quelques lignes dans ce traité : car ces connaissances pénétreront les dentistes de l'importance d'une judicieuse combinaison des machines destinées à la prothèse buccale.

Aussi-tôt que le palais a perdu la concavité qu'il avait acquise par le développement de la deuxième dentition, le timbre de la voix devient sourd, et guttural ; car, plus la voûte palatine

(1) *V.* les excellentes physiologies de MM. Richerand et Magendie.

est

est *surbaissée*, plus cet effet a lieu, même chez les personnes pourvues de toutes leurs dents. La voix des hommes se rapproche alors de celles des femmes, non par le seul effet de la vieillesse, et à cause des changemens qu'elle détermine au larynx, ainsi qu'on l'a dit; mais par ceux qui surviennent aux os de la bouche et particulièrement au palais; aussi me paraît-il certain que c'est parce qu'on ne rencontre pas deux bouches dont toutes les dimensions et les formes soient les mêmes, que le timbre de la voix n'est jamais exactement semblable dans deux individus pris soit parmi notre espèce, soit parmi les animaux.

L'étendue et la force de la voix m'ont toujours paru être en raison de la capacité et de la belle forme de la bouche ainsi que de la denture: l'examen attentif de celles des hommes reconnus jouissant de ces avantages, tels que nos grands tragédiens, nos chanteurs célèbres par leur *basse-taille*, offre des dents régulières et des palais vastes, sous lesquels les sons semblent se promener à loisir; tandis qu'une voix flûtée et gutturale résulte d'une voûte applatie, qu'elle soit d'ailleurs large ou étroite. Enfin une voix nasonnée sort d'une bouche dont le palais, au lieu d'être en arc arrondi, présente un angle (1). Au surplus, j'ai également remarqué que chez tous les sujets dans lesquels le larynx n'est point développé en raison du palais, la voix est rauque, ou donne des tons faux; mais le timbre n'en est altéré qu'en raison des bizarreries qui se manifestent à la mâchoire supérieure. Cela est tellement vrai, que les vieillards dont la bouche est belle et garnie de toutes les dents, ont une voix sonore et harmonieuse, sur-tout lorsque l'organe pulmonaire est intact; car dans le cas contraire, l'air poussé par saccades rend la voix cadencée. Le palais est donc au tuyau vocal, ce qu'est le *pavillon* à l'instrument appelé *cor*. Rétrécissez-le par un moyen mécanique, tel que l'introduction de la main, ainsi que le font les musiciens, vous rendrez les sons aigus; laissez-le dans toute sa dimension, vous obtenez des sons graves. Ainsi donc la perte des dents a d'autant plus d'influence sur la diminution du volume et de la force de la voix, qu'elle est plus complette, et que les bords alvéolaires se sont plus affaissés; parce que la voûte où raisonnent les sons, perd les dimensions convenables à ses intéressantes fonctions.

---

(1) *Voyez*, à ce sujet, les fig. 37 de mon Traité de la 2e. Dentition.

Ainsi que l'a bien observé M. Magendie, dans son précis élémentaire de physiologie, la *parole* résulte de la modification de la voix, au moyen de la langue, dont la portion la plus mobile frappe tantôt le palais, tantôt les dents, tantôt s'appuye sur le plancher inférieur. Or lorsqu'un des instrumens nécessaires à cette opération vient à éprouver quelque lésion, on ne peut y suppléer que par une machine. C'est en vain qu'on espérerait du tems et de l'habitude ; jamais ils n'ont suffi pour rendre à l'articulation des mots, leur véritable accent. Par exemple, celui qui a perdu les incisives centrales supérieures, ne peut plus prononcer agréablement les syllabes dentales ; elles prennent l'accent des labiales. D'après cela, puisqu'il est bien certain que la destruction des dents supérieures entraîne des affaissemens qui pervertissent l'ordre établi pour nos moyens d'existence et de relation, c'est à l'artiste à bien connaître la forme et les usages des parties qui manquent, afin de pouvoir par une ingénieuse imitation, faire que la machine qu'il construira remplisse toutes les fonctions auxquelles elle sera destinée. Et afin qu'elle soit parfaitement adaptée, il faudra que l'empreinte qu'il levera, comprenne, (*s'il s'agit de faire un dentier*), 1°. l'extérieur des bords alvéolaires affaissés : 2°. une certaine étendue du palais : 3°. enfin qu'elle indique le cercle décrit par la denture opposée. *S'il faut faire un obturateur palatin*, il aura besoin de lever le moule du trou, et de plus celui de tout le palais et de l'arcade dentaire. S'il doit fabriquer un *obturateur facial*, il levera l'empreinte des côtés interne et externe de la joue.

§. 2. *Changemens qui s'opèrent à la mâchoire diacranienne*. L'affaissement des alvéoles n'entraînerait la diminution des diamètres de celle-ci, que si les condyles pouvaient se rapprocher l'un de l'autre : or, la chose est impossible, et la disposition du corps de l'os maxillaire inférieur étant telle que le bord mousse est plus éloigné de la ligne médiane que celui où s'implantent les dents, l'anéantissement des alvéoles, au lieu de raccourcir les diamètres, les augmente, excepté dans la portion qui est la plus proche de la symphyse : c'est ce qui rend le menton pointu et saillant chez les personnes privées de leurs dents inférieures. De-là il résulte que chez elles, cette partie exécute un mouvement excessif d'élévation dans lequel elle semble prête à frapper le nez. On conçoit que les grands désordres signalés ici ne s'opèrent qu'avec lenteur et d'une manière presqu'imperceptible ; car un fait dont la connaissance est utile aux dentistes, et qui doit même être remarqué des physiologistes, est le suivant : si une personne a perdu ses dents, d'avant en arrière, et qu'elle les ait fait remplacer à fur et mesure, les deux dernières molaires finissent par soutenir le dentier à leur tour : or, il semblerait tout naturel de penser que, venant encore à être privée de celles-ci, et n'ayant plus rien qui empêche le rapprochement des mâchoires, il peut à l'instant même avoir lieu sans obstacle : mais il n'en est pas ainsi ; il ne devient possible que quelques jours après. Ayant plusieurs fois eu occasion d'observer cette singularité, je fus curieux de répéter l'expérience sur un sujet privé de vie, auquel j'enlevai toutes les dents ; rien ne s'opposa à l'occlusion immédiate de la bouche. J'en tirai la conséquence que les muscles ne sont doués que d'un dégré limité de contractibilité, que la volonté elle-même ne peut faire dépasser ; mais qui est susceptible d'augmenter peu-à-peu par l'exercice.

Chez celui qui a été privé progressivement de toutes ses dents inférieures, en commençant par les dents de *sagesse*, et finissant par les incisives, il s'opère au corps de l'os maxillaire, des changemens dont les plus intéressans n'ayant point assez fixé l'attention des savans, méritent par leur importance que nous les passions en revue.

En comparant la longueur rélative des deux parties qui composent ce lévier coudé, nous trouvons qu'elle est en raison inverse de l'âge du sujet. Dans l'enfant nouveau né, par exemple, le bord descendant, ou parotidien, est deux fois plus court que l'horizontal (1). Dans l'adulte, ils ont à-peu-près la même étendue; mais chez la personne ayant *perdu ses dents d'arrière en avant*, ou chez le vieillard qui a été long-tems édenté, les *branches sont plus longues que le corps*. D'après cela, il ne suffit pas d'enlever toutes les dents, pour donner à la face d'un adulte la *ressemblance* de la vieillesse; de fait, elle n'en prend que l'*aspect*. Par une cause analogue, nous ne pouvons non plus restituer à la face, l'expression qu'elle avait à l'époque moyenne de la

---

(1) Devant m'abstenir de répéter ce que j'ai dit dans mon Traité de la deuxième Dentition, et ce qui a été gravé dans mon Odontologie, sur les changemens qu'éprouve l'ouverture de l'angle pendant l'accroissement, je renvoie à ces deux Ouvrages, ainsi qu'à ceux de *Hunter*, *Fox*, *M. Serres*, et autres physiologistes modernes.

vie, parce qu'il nous est impossible de changer la forme que la mâchoire a prise.

Au résumé, quel que soit l'état de caducité de l'individu dont on examine la mandibule, la forme adulte n'en supporte aucune modification par la seule raison du tems; mais elle est la conséquence de la chute des dents, et elle est relative à la manière dont celle-ci arrive; car, chez ceux qui ont été longtems privés des incisives, conoïdes, et bicuspidées, quoique possédant les molaires, l'os affecte simplement une légère courbure résultant de l'action des muscles de la face: cependant, la longueur du bord parotidien n'augmente point. En conséquence, on peut en mettant un dentier à ces personnes, réparer une grande partie des ravages du tems.

Influence de la perte de toutes les dents inférieures, sur la physionomie. 1°. La chute des huit ou dix dents antérieures diacraniennes, renfonce seulement la lèvre inférieure, et apointit le menton: mais elle ne produit point de changemens aussi notables que ceux qui suivent celle des supérieures.

2°. Cette perte, jointe à une semblable faite à la mâchoire cranienne, rend carrée la partie moyenne de la face, et lui imprime un air chagrin.

3°. Celle des dents molaires seulement, applatit les joues, fait paraître la figure plus longue, laisse les lèvres en saillie, et la bouche en museau. Toutefois, la physionomie change d'expression, les joues deviennent flasques et pendantes, l'ouverture labiale s'étend davantage, et quoique le grand diamètre de la face diminue sensiblement, l'angle facial n'en est nullement modifié.

Influence sur la mastication. L'anéantissement des organes dont nous venons de parler, oblige la mâchoire d'opérer de très-grands mouvemens d'élévation, pendant l'acte de la mastication, lequel néanmoins est plus difficile lorsque ce sont les dents supérieures seulement qui manquent : et l'écoulement de la salive sur le menton, a souvent lieu par suite de la privation de celles qui nous occupent. Enfin, les personnes qui sont dans ce cas, éprouvent des douleurs d'estomac quand elles avalent leurs alimens sans les avoir retenus dans la cavité buccale, le tems suffisant à l'insalivation.

Influence sur la voix. Le timbre n'en est point changé : mais il n'en est pas de même de la prononciation. Les consonnes gutturales, telles que le *G* prennent un son qui tient le milieu entre celui qui leur est propre et celui du *Gh* et du *Ch*. Par conséquent, les orateurs ne peuvent presque plus être compris de leurs auditeurs. Au reste, j'ai toujours observé que, dans ce cas, la parole devient laborieuse, et que le bout de la langue sort fréquemment de la bouche pour venir se promener sur les lèvres.

En nous résumant, la perte des dents craniennes antérieures fait siffler et lancer involontairement la salive; elle change l'angle facial : la privation de toutes celles de cette mâchoire, influe considérablement sur la voix, sur la formation des mots, et sur la mastication.

La chute des dents diacraniennes antérieures, nuit à la prononciation plutôt qu'au timbre de la voix.

Par la destruction de celles des deux mâchoires, la figure se ratatine, la tête semble rapetissée, la voix perd son harmonie, elle devient aiguë ou étouffée, la prononciation ne peut être exercée que très-imparfaitement et seulement par un mécanisme nouveau qui demande de longues et pénibles expériences.

§. 3. *Influence sur l'ouverture buccale.* — L'étude approfondie des divers phénomènes que nous venons de parcourir, nous conduit à reconnaître que le chirurgien - dentiste se trouve fréquemment dans le cas d'avoir à résoudre un problème de mécanique fort intéressant, qui consiste à fabriquer et appliquer une machine qui puisse rendre à la face l'élévation et les diamètres qu'elle a perdus; et à la cavité buccale toutes ses formes naturelles.

Puisque la destruction s'est opérée à chaque bord alvéolaire, on sent que l'ouverture perpendiculaire de la bouche a dû en être plus ou moins agrandie ; en conséquence, il faudra donner au travail, une élévation et un volume égaux à la perte de substance : or, on trouve les moyens de pouvoir le confectionner ainsi, en comparant l'ouverture comprise entre la denture intacte de divers individus, avec celle des sujets qui ont perdu, soit les dents d'une mâchoire, soit celles de toutes les deux.

La proportion établie, d'après Maggiolo, de trente-huit millimètres entre les incisives, et de vingt-quatre entre les dernières molaires, ne peut être prise à la rigueur : car je viens de démontrer que la partie du levier qui de l'articulation répond à celles-ci, diffère singulièrement. Par conséquent, plus elle sera longue, plus l'arc décrit par l'abaissement de la mandibule, sera grand en cet endroit. D'un autre côté, la portion maxillaire qui de la molaire s'étend jusqu'à l'incisive centrale, est également susceptible de variété ; d'où il résulte que moins celle-ci sera étendue, moins l'ouverture buccale antérieure sera grande (1). Donc l'écartement relatif est non-seulement en raison de l'étendue de la diagonale de la mâchoire, mais encore de la forme de ce levier.

De nombreuses observations physiologiques faites sur ce point, m'ont fait connaître que si, sur les individus à dents molaires de volume médiocre, on supposait deux lignes dont l'une partirait du condyle pour se rendre à la surface de la dent de *sagesse*, tandis que l'autre partant également de cette dent, passerait sur le bord triturant de toutes celles qui lui sont antérieures, elles formeraient un angle obtus d'environ trente dégrés : mais que sur un individu du même âge, dont la couronne des molaires serait très-haute, cet angle serait de trente-cinq. Il en résulte que la plus grande ouverture possible de la bouche du premier, donnerait quarante millim. antérieurement, et vingt-quatre postérieurement ; tandis que celle du dernier en produirait vingt-sept en arrière,

---

(1) Faites présentement l'application de ces observations à la physiologie, et vous vous rendrez compte pourquoi certaines personnes ne peuvent ouvrir la bouche que d'un tiers moins que d'autres ; quoique leurs os maxillaires présentent la même longueur.

et seulement trente-six antérieurement. Sur le vieillard qui a perdu toutes ses dents, le bord alvéolaire forme avec la ligne oblique qui du condyle se rend au point qui fut jadis occupé par les dents de sagesse, un angle de 45 dégrés, et le bord parotidien de la mâchoire dont nous nous occupons, suit les mêmes progressions.

Par-là on est conduit à reconnaître que la bouche ne s'ouvre point en proportion de la longueur des côtés de l'angle; mais bien en raison inverse de la courbure de la mâchoire inférieure. Par exemple, un enfant de quatre ans dans lequel cet os a soixante-quatorze millimètres, depuis le condyle jusqu'à la symphyse, possède une ouverture buccale perpendiculaire presque aussi grande qu'un adulte chez lequel il présente une diagonale de cent neuf millimètres. Ce fait constant, et étonnant en apparence, résulte du mode de développement de la mandibule : car moins l'angle est prononcé, moins aussi l'apophyse coronoïde a de saillie; d'où vient que dans le jeune âge, on peut sans obstacle exercer un grand abaissement; tandis que chez l'adulte un mouvement relativement semblable ne pourrait avoir lieu sans tirailler fortement les muscles crotaphites et masseters: mais la personne édentée et arrivée à la vieillesse, dont la mâchoire tend à rétrograder vers la courbure qu'elle avait dans les premières années de la vie, acquiert un surcroît de faculté d'ouvrir la bouche; 1°. En proportion de l'alongement des branches; 2°. En raison de la rétraction de chaque bord alvéolaire. Voilà pourquoi l'ouverture buccale antérieure de cette classe d'individus varie de quarante-cinq à soixante-cinq millimètres. Or, supposons qu'une personne dans ce dernier cas réclame un dentier, nous en trouverons la hauteur fixe en retranchant de ces soixante-cinq, l'ouverture naturelle qui est de trente-huit; il en restera vingt-sept qui seront répartis sur chaque denture : par conséquent lorsque nous voulons avoir un modèle exact de la hauteur à accorder à la machine destinée à un individu qui a perdu toutes ses dents, nous devons posséder un moyen de borner le mouvement d'élévation de la mandibule en prenant le moule : puis ayant égard aux changemens qui se sont opérés, et dont nous venons d'étudier les causes, nous ne chercherons point constamment à replacer le menton sous la ligne perpendiculaire faciale qu'il a dépassée peu-à-peu et à mesure que la chute des dents a eu lieu. Si l'on n'use pas des procédés que j'indiquerai dans l'article suivant, on s'expose à fabriquer des pièces d'une élévation arbitraire, qui, en augmentant la longueur de la face, lui donneront un air hébété; ou bien qui la rendront tellement courte que le menton restera en saillie, et que la bouche semblera être démeublée.

Lorsqu'il s'agit de décider la question que nous discutons ici, on ne peut pas même parfois s'en rapporter aux dents qui auraient persisté, attendu que si elles ont été longtems sans antagonistes, elles ont pu s'être alongées considérablement: de sorte qu'il faut au contraire en retrancher une partie, ou l'estimer comme n'existant pas.

Lorsque les dernières molaires de chaque mâchoire restent, et qu'elles se frappent d'aplomb, elles servent avantageusement à guider le dentiste, et il n'a aucun autre calcul à faire. Il en est de même, si ces dents ne viennent que d'être ôtées à l'instant de lever le moule: car on doit se rappeler ce que j'ai dit à ce sujet.

ARTICLE II.

Des Moules ou Empreintes.

Si dans quelques circonstances le Dentiste peut se passer du modèle des parties pour confectionner les instrumens de la prothèse, il en est qui le réclament impérieusement; ainsi lorsqu'il s'agit de placer une simple dent à *tenon*, ou de poser une pièce de peu d'étendue, ou sur une gencive ne présentant que peu d'inégalités, il est aisé de s'en passer; mais quand l'espace édenté en offre beaucoup, ou bien, qu'il est considérable, on ne peut parfaitement exécuter le travail que sur un modèle.

Quel est l'artiste à qui on en doit la première idée (1)? Fauchard ne paraît point avoir connu ce moyen; Bourdet, qui est encore plus récent (2), ne parle que de prendre des mesures. J'ai consulté verbalement de vieux et savans Dentistes, tels que Jourdain : mon père, son élève, anciennement Chirurgien-Dentiste à la Cour de Suède; j'en ai causé avec feu

(1) La seconde Edition de Fauchard, est de 1746.

(2) Son Ouvrage sur l'Art du Dentiste, est de 1757.

M. Catalan, et plusieurs autres, ils se sont tous rapportés à dire que dans leur jeunesse ils prenaient simplement la dimension des pièces factices avec une carte découpée suivant le cercle de la bouche. Cette carte leur servait pour ébaucher le travail, qu'ils achevaient toujours sur le client. Ils employaient aussi le compas pour prendre la hauteur et la largeur; enfin quelques-uns ramollissaient de la cire entre leurs doigts, et ils faisaient une sorte de fausse pièce : ils la sculptaient avec un canif, et y marquaient des séparations; puis ils imitaient cette cire avec de l'hippopotame (1), par conséquent les artistes ne parvenaient à adapter les dentures artificielles qu'à force de les présenter sur la bouche, et quoiqu'ils exigeassent de leurs opérés des séances longues et pénibles, le travail ne pouvait jamais être parfait.

Les rapports de la Société de Médecine de Paris en 1789, sur les dents minérales, attestent que M. de Chemant prenait des *moules* avec de la cire; qu'il y coulait du plâtre, et obtenait ainsi des *modèles* exacts. Puisqu'il est le premier qui en ait publié le moyen, c'est à lui que nous devons des remercîmens d'une

(1) M. Laforgue en 1802, l'indique encore. Voyez la première *Édition de son Traité sur l'Art du Dentiste.*

idée

idée qui a opéré une grande et heureuse révolution dans l'art des Dentistes ; car c'est alors seulement qu'ils l'eurent mise à profit, qu'ils purent exécuter des travaux exacts, et jouissant de tout l'aplomb nécessaire.

M. Gariot, en 1805, a indiqué de lever des empreintes ; mais il ne s'est pas assez appesanti sur un sujet dont il connaissait néanmoins toute l'importance.

M. Dubois enfin nous en a donné, en 1808, une description détaillée. Il s'exprime ainsi :

« Pour procéder avec assurance à la con-
» fection des dents, la première et la plus
» nécessaire des conditions consiste à opérer
» sur des *mesures* très-exactes. A cet effet,
» on commence par amollir la cire dans *de*
» *l'eau bien chaude*, sans cependant qu'elle
» puisse s'y fondre. Puis on la sèche devant
» le feu en la pétrissant jusqu'à ce qu'elle soit
» devenue assez molle pour que les dents
» puissent s'y imprimer facilement et sans effort.
» *On fait mordre dans cette cire* ainsi pré-
» parée, jusqu'à ce que les dents des deux
» mâchoires se rencontrent. On retire douce-
» ment la cire en suivant la direction des dents ;
» elle représente alors la mâchoire *en creux*. »

D'après M. Fonzi, ce moyen ne vaudrait

rien ; mais pourquoi ne nous a-t-il pas mis à portée de juger si le sien est préférable ?

Maggiolo, en 1809, nous a aussi indiqué comment il obtenait l'empreinte (1).

« Prenez, dit-il, de la cire vierge en quantité plus que suffisante pour remplir le vide » que vous voulez enrichir de nouvelles dents. » *Chauffez-la au feu*, et la pétrissez jusqu'à » ce qu'elle soit molle et bien malléable : ensuite, faites ouvrir la bouche de la personne ; essuyez et desséchez la place vide : » et la remplissant de suite avec cette cire encore molle, et l'appuyant de deux côtés » jusqu'à ce qu'elle déborde les gencives et » les dents voisines, afin d'en avoir exactement toutes les formes, vous obtiendrez » alors un moule exact. Retirez-la perpendiculairement de la bouche, sans trop la » presser, ni lui faire éprouver aucun frottement, afin de ne rien altérer de ses formes, » et de la justesse de ses empreintes. »

Plus loin, il ajoute ;

« Quelques dentistes sont dans l'usage de » prendre des moules doubles, afin de se procurer les rapports réciproques qui existent

---

(1) Manuel du Dentiste, pag. 52.

» entre les deux mâchoires lorsqu'on ferme
» la bouche. Quoique cette méthode soit quel-
» quefois employée, j'ai souvent observé qu'on
» n'en obtient pas des résultats assez exacts
» pour diriger les proportions que l'on doit
» observer dans la fabrication d'une pièce nou-
» velle : il est facile de concevoir qu'un mor-
» ceau de cire fortement comprimé entre
» deux mâchoires *qui glissent l'une sur l'autre*
» quand elles viennent à se joindre, doit
» recevoir de fausses empreintes, sur-tout
» lorsque la personne ferme la bouche un
» peu de côté, ce qui arrive presque tou-
» jours malgré l'attention qu'on a de l'engager
» à fermer les dents naturellement comme si
» elle mangeait ».

Les réflexions de Maggiolo sont justes : en effet lorsqu'on ne se sert que d'un seul morceau de cire pour obtenir à la fois les empreintes des deux mâchoires, on s'expose à n'avoir qu'un modèle inexact, sur-tout pour les pièces d'une grande étendue.

Ayant aperçu comme lui les inconvéniens de cette méthode, je donnerai bientôt la description des procédés dont l'expérience m'a fait reconnaître les avantages.

Nous devons distinguer deux sortes de moules : l'un qui est *simple*, c'est-à-dire, qui ne présente qu'une seule impression sur un morceau de cire. L'autre qui est *double*, c'est-à-dire, dans lequel sont imprimées les deux mâchoires : nous nommerons ce dernier *moule de rapports*.

§. 1. *Moule simple*. On ne saurait prendre trop de précautions pour obtenir de bons modèles, ce qui n'est pas toujours très-aisé, vu que la substance dont on se sert est sujette à se déformer en la retirant de la bouche ; soit parce que les dents restantes à la personne étant longues, l'accrochent ; soit parce que chez certaines personnes, l'ouverture labiale est naturellement très-petite, etc.

On se sert de cire vierge, qu'on rend malléable d'une des deux manières suivantes : en la laissant plongée dans de l'eau chaude pendant quelques instans ; après quoi on en absorbe l'humidité dans une serviette, et on la pétrit ensuite avec les doigts.

L'autre moyen consiste à la faire ramollir devant le feu, en l'y maintenant au bout d'un couteau, ou d'un autre instrument ; étant ainsi disposée, on peut la déposer dans une petite *gouttière*, ou caisse semi-elliptique de fer blanc ou d'argent, sur la partie antérieure de laquelle est une tige ou manche. Les parois de cet instrument présentant de la résistance, s'opposent à la compression que pourraient exercer les joues sur la cire. On l'applique sur l'emplacement ébréché ; on appuie de manière à ce que toutes les formes que l'on veut obtenir y soient bien marquées, ainsi que quelques-unes des dents des environs de la brèche : on retire soigneusement la caisse, en suivant la direction des dents ; puis on la plonge dans l'eau froide. On enlève, à l'aide d'un canif, tout ce qui déborde circulairement ; on la place de nouveau, et avec les doigts on comprime les bords du moule, afin qu'ils accolent exactement par-tout.

Si les pièces doivent avoir peu d'étendue, il n'est pas besoin d'avoir recours à la caisse ; on se contente de faire un *rondeau* de cire molle, et d'y imprimer les endroits qu'on désire mouler : on en enveloppe bien les dents du client, on la comprime à cet effet avec les doigts, que l'on passe des côtés lingual et labial de l'arc alvéolaire. Mais, avant de retirer ce *creux*, on attend qu'il ait pris un peu de consistance ; on le dégage alors avec précaution, on le plonge dans de l'eau froide, puis lorsqu'il y est devenu ferme, on enlève tout ce qui paraît inutile, en dedans, en dehors, et aux extrémités. On le taille de manière à ce qu'il forme une gouttière dont les bords soient minces; et comme les opérations qu'on vient de faire l'ont toujours plus ou moins déformé, on le place de nouveau.

Il arrive fréquemment que les dents qui doivent être remplacées ne sont pas à côté les unes des autres, et qu'ainsi il en manque par-ci par-là : dans ce cas sur-tout, on doit se munir de *vérificateurs*. J'appèle ainsi des petits morceaux de cire avec lesquels on prend isolément l'empreinte de chaque brèche, et que l'on taille comme s'ils étaient eux-mêmes destinés à simuler les dents. On les met de côté, et ils servent pour corriger le modèle.

§. 2. *Cas particuliers.* La manière de lever les moules simples que je viens de décrire, ne produirait pas toujours fidèlement le modèle des lieux; par exemple, lorsqu'il y a convergence très-prononcée des extrémités libres des dents. Voici donc le procédé qui me réussit dans la circonstance en question (*fig.* 56). Je prends de la cire ramollie que j'applique dans l'emplacement, non de haut en bas, mais de devant en arrière; j'y imprime aussi la face labiale de plusieurs des dents restantes. Je dégrossis, et je coupe verticalement et transversalement une partie de ce qui entre dans la brèche, afin qu'elle n'occupe que la moitié de l'épaisseur des dents; après quoi je pratique deux entailles en croix à la face postérieure de ce *demi-moule*, puis je le remets en place. Je prends une autre petite masse de cire, et de la même manière que j'ai tiré une empreinte antérieure, je m'en procure une de la face linguale. La substance molle s'imprime contre celle qui est solide, de manière que j'obtiens un moule en deux parties. Je lève ensuite des *vérificateurs* de la même manière; c'est sur-tout lorsqu'il s'agit d'exécuter une denture à pièces coupées, qu'il faut observer soigneusement s'il n'existe point d'irrégularités analogues à celle que je viens de signaler; car ces sortes d'*agens* sont d'une nécessité absolue pour sculpter les endroits du modèle qui ne pourraient pas venir exacts.

Si, sur la même bouche, il se trouve plusieurs brèches présentant une disposition aussi défavorable, il faut suivre ce procédé pour chacune. Dans les divers cas dont je viens de m'occuper, il est toujours prudent de tirer deux empreintes, afin de pouvoir comparer les modèles qui en proviendront, parce que l'un sert souvent à rectifier l'autre.

§. 3. *Moule de rapports.* Quoique le moule simple soit préférable à tout autre, cependant il est fréquemment nécessaire d'en avoir un qui indique les rapports des dents des deux mâchoires, ou même de celles-ci entr'elles. Si, pour se le procurer, on fait mordre dans de la cire, on obtient bien ainsi, il est vrai, une double impression; mais la mobilité de la mandibule fait que souvent le client avance le menton, ou le porte à droite ou à gauche, pendant l'occlusion de la bouche, de sorte qu'il en résulte un modèle trompeur.

Avant d'indiquer les moyens dont je me sers pour parer, autant que possible, aux difficultés qui se rencontrent dans cette opération, j'observerai qu'il se présente différens cas qu'il est bon de signaler :

1°. Quand les dents antérieures seulement sont absentes, et que les molaires, ou au moins quelques-unes restent à chaque mâchoire, et se frappent à plomb.

2°. Lorsque toutes les molaires sont absentes: mais que les bords des dents antérieures restantes tombent l'un sur l'autre, comme dans la deuxième position de la denture (1).

3°. Quand les bicuspidées et les molaires sont perdues, en tout ou en partie, mais toujours de telle sorte que celles de rencontre sont absentes.

---

(1) *Voyez* mon Traité de la deuxième Dentition.

Les incisives et les conoïdes restant seulement à la mandibule, et croisant les supérieures, ainsi qu'il en est dans la première position (1), s'alongent peu-à-peu, elles chassent les autres en avant, et leurs bords tranchans finissent enfin par toucher et même s'enfoncer dans les gencives craniennes; il faut donc s'assurer de la disposition des parties. En conséquence, on engage la personne à exécuter un simulacre de mastication, afin d'examiner de quelle manière les couronnes des dents se croisent et s'engrènent les unes les autres. Alors on applique la cire comme pour lever un moule simple; ensuite on prie la personne de la mordre tout d'un trait, puis on lui recommande de n'opposer aucune résistance au mouvement qu'on pourrait avoir besoin d'imprimer au menton, afin de placer la denture inférieure dans la position qu'on a reconnue être la véritable. Cela étant convenu, je suppose que la personne torde la mandibule, ou qu'elle la porte en avant, on la repousse doucement jusqu'à ce que les surfaces triturantes des dents molaires se touchent exactement. On comprime la cire antérieurement pour lui faire prendre les formes des

---

(1) *Voyez* le même Ouvrage.

dents et des gencives. Le client ayant desserré les mâchoires, on ôte la masse, on la refroidit dans l'eau, ensuite on enlève tout ce qui paraît superflu : puis on la remet en place afin de lui rendre les formes qu'elle a dû perdre.

Dans le premier et le second cas, il reste une bonne épaisseur de cire entre les deux empreintes : mais dans le troisième, les organes inférieurs allant heurter les gencives, coupent presqu'entièrement le moule ; de sorte qu'il est d'une fragilité extrême. Il est donc nécessaire d'en prendre un second qui représente la brèche quand la bouche est close. En conséquence, après les avoir fait mettre dans cette position, on y applique de la cire d'avant en arrière. Au reste, ce que je dis ici ne serait mis en usage que si le dentiste était requis de placer quelques dents antérieures seulement, bien que le client se trouvât réellement dans la situation de devoir porter une denture à ressorts.

Lorsqu'il s'agit de prendre le moule d'une mâchoire à laquelle il ne reste plus de dents, tandis qu'il n'en manque point, ou qu'il en manque seulement quelques-unes à l'autre ; j'en agis ainsi : je commence par lever une empreinte exacte de la denture existante, et je la conserve pour en tirer le modèle : ensuite je tire le *creux* de la partie édentée. Je taille la cire de manière à ne lui laisser que la hauteur présumée du dentier (1): je prie la personne de fermer la bouche, et j'accorde le moule avec les irrégularités du bord tranchant des dents existantes, de sorte qu'il touche par-tout. J'y forme quelques entailles, et après l'avoir approché du feu, j'y applique une couche de cire dite à modeler (2). Je le place de nouveau dans la bouche, je fais serrer les mâchoires de manière à obtenir l'empreinte exacte des surfaces triturantes des dents; après quoi je trace la ligne perpendiculaire faciale. Le modèle de rapports que j'obtiens par ce procédé, est d'ordinaire assez juste.

S'il reste quelques organes par-ci par-là, mais se touchant à plomb, je fais autrement: je lève une empreinte isolée de chaque mâchoire, je la laisse durcir. J'entaille çà-et-là des repères dans la supérieure, et je l'humecte avec de l'eau froide; ensuite je mets une couche de cire à modeler sur l'inférieure préalablement échauffée. Les ayant introduites l'une et l'autre dans la bouche, je fais rapprocher fortement

---

(1) J'établirai bientôt des principes fixes, d'après lesquels on est certain de ne pas faire des dentiers d'une élévation arbitraire.

(2) C'est un mélange de cire vierge et de térébenthine.

la mandibule, après cela je les ôte séparément. Il ne s'agit plus avant de couler le modèle, que de repérer les engrénures.

§. 4. *Moule brisé.* Dans le plus grand nombre de circonstances, le moyen ci-dessus indiqué, remplit toutes les conditions nécessaires : mais il y a des personnes qui ont l'ouverture labiale si petite, qu'il est impossible d'y introduire et sur-tout d'en retirer l'empreinte, sans qu'elle perde sa précision. Ayant plusieurs fois rencontré ce cas difficile, j'ai pris un moule fait de plusieurs pièces. Pour cela je lève l'impression d'un peu plus que la moitié de l'emplacement sur lequel j'opère, je la jette dans l'eau froide, et je prends celle de l'autre côté, de la même manière. Je taille les deux morceaux de cire afin de les mettre en rapport sur la ligne médiane, au moyen de deux entailles, une à chacun ; l'une est en avant, tandis que l'autre est en arrière. Je les porte de nouveau dans la bouche, et avec les doigts je les comprime, afin qu'ils ne semblent plus faire qu'une seule masse. Pendant qu'ils sont dans cette position, je les traverse antéro-postérieurement avec deux épingles. Celles-ci étant retirées, j'enlève les pièces de cire une à une; les épingles remises dans les trous rétabliront les rapports pour couler le modèle.

On ne rencontre pas toujours des emplacemens susceptibles d'admettre un dentier, sans qu'il soit indispensable de pratiquer l'ablation, soit de quelques dents en décadence, soit de diverses portions de racines. Ces corps forment non-seulement obstacle à l'application de la pièce artificielle, mais ils empêchent de tirer un moule exact des lieux. Quelquefois le client consent à les laisser niveler; d'autres fois, il ne peut s'y résoudre, attendu qu'il se trouverait privé, pour quelques jours, d'un objet qui lui est nécessaire, en quelque mauvais état qu'il soit. Il faut donc lever l'empreinte de l'emplacement tel qu'il est, et y comprendre celle de ce qui doit être abattu. C'est ensuite au Dentiste intelligent, à raser sur le modèle, tout ce qu'il sait devoir être enlevé, pour appliquer le travail.

Lorsqu'il s'agit de prendre un *creux* qui doit procurer un modèle propre à guider dans la construction d'une denture à ressort, il faut empêcher la bouche de se fermer trop ou trop peu en faisant mordre la cire. Ainsi, soit qu'on se serve du moyen que j'ai indiqué de faire deux empreintes isolées que l'on raccorde ensuite avec des *repères*, soit qu'on en prenne deux dans un seul morceau, ainsi que l'ont enseigné MM. Gariot, Dubois, et autres;

il faudra toujours obliger la mandibule de s'arrêter à un point fixe qu'on aura déterminé d'avance.

Dans le premier cas, après avoir aprécié avec le *compas à pointes*, l'ouverture totale de la bouche, et avoir reconnu quelle est la hauteur à donner à chaque pièce, on réglera avec *celui d'épaisseur*, celle de la cire qui la représente, en prenant le fond de la gouttière pour point de départ.

Dans le deuxième, on place antérieurement dans la cire, un petit morceau de bois taillé de la hauteur que doit avoir la denture factice; de cette sorte, la bouche ne peut comprimer la masse, au-delà de ce qu'on a décidé.

ARTICLE III.

Des modèles ou bosses en plâtre, en soufre, et estampes en métal.

§. 1. MODÈLE *simple*. Voyons d'abord comment on l'obtient ; puis nous passerons à celui qui donne les rapports des deux dentures entr'elles.

La plupart des Dentistes se servent de plâtre tamisé bien fin, qu'ils humectent avec de l'eau, de manière à en faire une bouillie moyennement épaisse ; (1) qu'ils jettent peu-à-peu dans le moule, ou bien qu'ils y introduisent avec un pinceau, afin d'éviter que quelques bulles d'air qui ne se seraient pas dégagées, n'occasionnent des défauts : d'autres fondent de la cire blanche, et aussi-tôt qu'elle commence à se figer, ils la versent dans le moule préalablement enduit d'un corps gras.

Quant à moi, ayant reconnu, 1°. Que le plâtre s'évente en le gardant, ce qui nous expose à manquer l'opération ci-dessus, et

(1) Je me suis souvent servi de *stuc*, qui est du plâtre délayé avec de la colle de Flandres, dont les menuisiers font usage. Elle donne aux modèles la consistance de la pierre.

que d'ailleurs il n'a jamais qu'une consistance médiocre ; 2°. Que le *stuc* est long à préparer et sur-tout à se durcir. 3°. Que la cire conserve une mollesse dont il est impossible de la priver, particulièrement dans l'été : je préfère me servir de *soufre*, fondu à un feu doux, et dans lequel j'incorpore environ un quarantième de sable tamisé.

Pendant qu'il se liquéfie, j'implante de petits bouts de gros fil de fer dans les cavités qui doivent rendre des dents isolées, afin qu'elles ne puissent se casser, et que si cet accident arrivait, il fût possible de les raccommoder ; puis j'environne le moule avec une bande large de deux ou trois doigts, faite avec de la terre glaise, ou du mastic de vitrier (1) dont la mollesse est continuellement entretenue au moyen d'huile. Le mélange étant liquéfié ne doit être versé dans l'empreinte (préalablement frottée d'huile d'olive, ainsi que la bande dont j'ai parlé,) qu'au moment où il commence à prendre de la consistance : car, arrivé à cet état, il ne possède plus assez de chaleur pour offenser les formes qui sont imprimées dans la cire. On enlève celle-ci aussi-tôt que la masse n'est plus

(1) C'est un composé d'huile de lin et de carbonate de chaux.

que

que tiède, et s'il en reste quelque peu, on achève de la faire disparaître avec de l'eau de savon. Si l'on s'est servi de plâtre, on attend qu'il soit durci; après quoi on le plonge dans un vase d'eau chaude pour que la cire s'y ramollisse et se détache plus facilement. Ce moyen est préférable à celui de la fondre au feu, ou à la flamme de la lampe, ainsi que M. Dubois le conseille.

Quelle que soit la matière qu'on ait jetée dans le moule, les dimensions de la bosse obtenue ne sont jamais parfaitement les mêmes que celles du lieu représenté; parce qu'elle se gonfle en tous sens d'environ un douzième; de manière que s'il reste des dents de chaque côté de la brèche dont on a tiré l'empreinte, celles du modèle prennent plus de volume; ainsi le vide compris entre celles-ci se trouve diminué d'autant; en conséquence les *rectificateurs* que j'ai conseillés sont d'une grande utilité : on les présente donc sur la *bosse*, et avec un grattoir on enlève tout ce qui s'oppose à ce qu'ils n'entrent dans les emplacemens; c'est le seul moyen d'être assuré qu'ils sont exacts.

§. 2. *Modèle de rapport*. Pour obtenir celui-ci, on pose sur une table, la cire ou les pièces de cette substance dans lesquelles sont les deux impressions : on les entoure de mastic, et on fait en sorte qu'il ne reste aucun endroit par lequel le soufre ou le plâtre dont on se sert, puisse s'introduire dans celle qui est en dessous; et enfin on a soin de laisser en arrière un vide ou cul-de-sac d'environ cinq centimètres. On enduit le tout d'huile; puis on coule la matière. Lorsqu'elle est solidifiée, on ôte le mastic; on retourne ce modèle simple dont la partie postérieure offre une queue destinée à recevoir plusieurs enfoncemens en *dépouille*, qu'on y pratique avec un couteau, et qu'on appelle *repères*. La masse étant posée de nouveau sur une table et environnée d'une bande de mastic assez large pour contenir la bosse coulée et celle qui va l'être, on jette le soufre tant sur l'empreinte de la cire que sur la *queue*. Le refroidissement ayant eu lieu et la cire étant ôtée, on possède un modèle double ou de rapports, que M. Dubois appelle *articulé*. Au reste, quel que soit le nom sous lequel on le désigne, il doit être corrigé comme le simple.

L'avantage du soufre est incontestable, non-seulement à cause de la dureté qu'il acquiert après le refroidissement, ce qui permet de modeler dessus des plaques, pourvu qu'elles soient minces; mais encore parce que s'il se brise, on peut facilement en rapprocher et consolider les morceaux, avec des branches de fer légèrement chauffées.

§. 3. *Des Estampes.* Celles-ci deviennent indispensables lorsque la partie qui a été modelée est très-inégale, parce qu'il serait impossible de fabriquer une plaque qui en suivît les éminences et les enfoncemens, si l'on ne la formait sur un modèle métallique. Pour se le procurer, beaucoup de Dentistes font tirer *en sable* le moule de la *bosse* en plâtre, par un fondeur; celui-ci y coule du bronze ou du cuivre, et rend *l'estampe* qui en provient.

On sent que si l'on prévoit avoir besoin de ces sortes d'*agens*, il est essentiel de s'être muni de plusieurs *creux*, attendu qu'il est presque toujours nécessaire d'en retrancher les dents, qui, si elles existaient sur la *bosse*, empêcheraient qu'elle ne pût être facilement retirée du sable.

Mais, sans avoir recours à un artiste étranger, il est aisé de faire soi-même ces diverses opérations : pour cela on mélange de la terre glaise avec du sable tamisé ; on enfonce dans cette pâte un modèle de soufre ou de plâtre, qu'on en retire avec l'attention de ne pas déformer l'impression obtenue. On environne celle-ci d'une bande de même nature; puis on l'échauffe en mettant dessus des charbons embrasés : pendant ce tems on fond dans une grande cuiller de fer, de l'étain *aigre*, ou même du plomb auquel on ajoute un sixième environ de régule d'antimoine, afin d'en diminuer la ductilité. Lorsque le métal est en fusion, on l'éloigne du feu, et quand il commence à se figer, on le jette dans le creux. Le tout étant refroidi, on enlève la terre, et, à l'aide d'un burin ou d'une lime, on corrige cette bosse métallique avec les *rectificateurs*. On la frotte ensuite de craie délayée dans de l'eau; puis on l'entoure d'un cercle de gros papier doublé que l'on assujettit avec une corde, et on verse dessus d'autre plomb qui ne soit pas assez chaud pour s'aglutiner avec celui sur lequel il tombe. Un instant après on sépare les pièces, et elles servent aussi bien à estamper une plaque, que si elles étaient de cuivre (1).

---

(1) Le sujet dont nous venons de nous occuper dans ce chapitre, est d'une importance telle que je n'ai pas craint de paraître prolixe en m'étendant au-delà de ce que j'avais primitivement décidé : mais les modèles étant aux Dentistes ce que les instrumens de mathématiques sont aux géomètres, il m'a paru indispensable d'indiquer tout ce qu'il est nécessaire de savoir pour s'en procurer de parfaits.

CHAPITRE II.

Des Dentiers en Hippopotame (1).

AVANT que les Dentistes d'Europe eussent reconnu la supériorité que les défenses de l'hippopotame ont sur l'ivoir, ils se servaient de cette dernière substance pour faire des dents artificielles. *Guillemeau*, qui en a dit quelque chose en 1598, assure déjà que les os du poisson nommé *Rouart*, devaient être préférés à cause de leur dureté, et parce qu'ils n'étaient pas aussi susceptibles de jaunir. L'idée d'user des défenses de l'hippopotame pour la confection des Dentiers ne remonte donc pas très-haut : mais aujourd'hui on en fait une grande consommation, soit en s'en servant avec l'émail dont elles sont recouvertes, soit après les en avoir dépouillés, afin d'en pouvoir former des bases auxquelles on peut donner

(1) On confond vulgairement l'amphibie qui porte ce nom, avec le poisson appelé *Hippocame* ou *Cheval-Marin* : cependant ils sont bien loin d'être de même espèce. Ce dernier n'a pas de *dents* et se trouve dans la mer, l'autre est un énorme habitant des grands fleuves des pays très-chauds.

la couleur des gencives, et dans lesquelles on incruste des dents factices ou humaines.

C'est la compacité homogène de cette substance animale jointe à sa beauté, qui la fait préférer à toute autre. Elle peut séjourner dans la bouche d'une personne de bonne constitution, pendant quinze ou vingt ans, sans subir d'altération; mais la salive des gens de tempérament muqueux la détruit quelquefois avec une étonnante promptitude, et souvent deux ou trois mois suffisent pour la réduire à l'état cartilagineux. Avant d'en arriver là, l'hippopotame devient bleuâtre, et l'émail s'en détache par écailles (1). D'après cela l'artiste instruit doit conseiller à ceux qu'il reconnaît devoir être dans ce cas, de ne pas user de pièces de cette substance; vu qu'étant obligés de les faire renouveler souvent, elles seraient pour eux un sujet de dépenses répétées. Les dentiers d'hippopotame pouvant être exécutés sur un seul morceau, ou bien, résultant de l'assemblage de plusieurs, nous allons les passer en revue.

---

(1) Ces aperçus prouvent que les qualités de la salive et du mucus buccal diffèrent singulièrement, suivant les individus et l'état de la santé de chacun. On peut voir à ce sujet ce que j'ai dit dans ma Séméïologie.

ARTICLE II.

Exécution des Dentiers en série continue.

§. 1. SIMPLES, *avec émail.* On choisit une tranche d'hippopotame qui ait les dimensions convenables pour remplir la brèche, il faut surtout qu'elle décrive la même portion de cercle que celle de l'emplacement (1). On doit préférer un émail dur et non crayeux, d'un blanc pur, et non bleu; présentant de l'épaisseur et le moins de sillons possibles. Cette tranche sera

(1) Il n'est besoin, pour exécuter ce que je dis ici, que de se bien pénétrer de l'intention que je me suis proposée en faisant graver la fig. 57 sur laquelle on reconnaîtra que toutes les portions de la demi-ellipse que décrit chaque mâchoire changent de courbure : or, quelle que soit celle qui se trouverait dépourvue de dents, on doit se figurer ce qu'elle doit avoir été dans l'état naturel, afin d'en accorder une semblable au dentier.

J'observe, dans l'intérêt des jeunes praticiens, qu'il est plus difficile de remeubler un seul côté de la ligne médiane, que de faire une denture complette; parce que si l'on se contentait simplement d'en tirer le modèle, il n'indiquerait nullement la courbe qu'il est de rigueur d'adopter. Ce cas exige donc qu'on lève aussi l'impression du côté pourvu de dents, afin d'avoir un objet de comparaison.

plus haute qu'il ne faut, afin de pouvoir opérer l'incrustation, et même réparer les fautes qu'on pourrait avoir commises en travaillant. On enlève à la rape ou avec des *fraises* montées sur le tour, une portion de la partie non émaillée, lui conservant seulement une largeur de six à huit millimètres pour former une base destinée à poser sur les racines, si la pièce doit être portée par des pivots; ou de douze à quinze, si elle doit être fixée par d'autres agens. On blanchit ensuite l'émail; puis, avec divers *opérateurs* mécaniques, on creuse le morceau pour l'adapter provisoirement sur la *bosse*, ayant soin de l'arranger de manière à ce que les endroits défectueux ou sillonnés se rencontrent sous les lignes des séparations des dents. Alors on enduit le modèle avec de la peinture rouge qui indique tous les lieux où il faut buriner, c'est en continuant de cette sorte, qu'on parvient à marquer sur la base les inégalités des gencives et à aligner la face antérieure de l'hippopotame avec les dents du modèle.

Il est bon, avant d'avancer trop l'ouvrage, de vérifier sur le client s'il n'y aurait pas quelque défaut essentiel à corriger: et c'est sur la bouche elle-même qu'on tracera la ligne médiane verticale qui servira de règle à l'artiste dans la division des dents. On s'expose à manquer son travail si on néglige cette dernière précaution.

Dessinez les dents avec un crayon : mais ne les séparez avec la scie qu'à fur et mesure que celles qui sont les plus proches de la ligne *faciale* sont terminées : parce que si en les contournant vous vous aperceviez qu'elles fussent trop étroites, ou trop larges, il vous serait aisé d'y remédier.

Certaines règles doivent être suivies à ce sujet. Les *centrales incisives* seront larges et légèrement applaties; le diamètre transversal des *latérales* de la même série devra être d'un tiers moindre : les *conoïdes* seront plus ou moins pointues, allongées ou bombées, d'un diamètre à-peu-près égal à celui des *centrales :* chaque *bicuspidée* employera un espace moindre d'un quart que celles-ci : quant aux *molaires*, chacune d'elles sera un peu plus forte que les deux précédentes ensemble. La largeur des dents ne peut être précisée, elle est relative aux individus et même quelquefois à leur volonté.

Il ne faut pas se contenter, en les sculptant, de les tailler grossièrement, ainsi que le feraient ceux qui n'auraient aucunes notions de l'anatomie humaine. Les *incisives* auront la forme d'un coin applati, mais bombé en devant et creusé en arrière : les *conoïdes*, celle d'une pyramide tronquée : les *bicuspidées* supérieures de chaque côté se ressembleront ; seulement, l'antérieure sera un peu moins volumineuse que la suivante. Les *inférieures* différeront de celles-ci en ce que les tubercules seront moins prononcés, sur-tout le lingual, ce qui les rendra plus arrondies. Les *molaires* auront quatre tubercules obtus, elles seront un peu creuses dans le milieu de leur surface triturante (1).

---

(1) J'ai déjà enseigné que pour bien achever les pièces, il vaut mieux les tenir à la main et les appuyer sur la cheville de l'établi, que de les serrer dans le *support tenace* appelé *étau ;* car quand bien même on prendrait la précaution d'y interposer un corps flexible, tel que du plomb, du carton ou même du papier, il arriverait souvent qu'elles en seraient plus ou moins maltraitées. La main cependant n'ayant pas toujours une force suffisante pour les maintenir fixes dans certaines positions, j'emploie un *opérateur* dont je tire un grand avantage : c'est une corde passée en double dans un trou percé à la cheville, elle va s'attacher à une *planchette* qui pose à terre. Lorsqu'on veut fixer solidement une pièce entre la cheville et la corde, on l'engage dans l'anse que forme celle-ci, et on la tend avec le pied posé sur la *pédale*. (C'est une imitation de ce que font ceux qui fabriquent les chaussures.) Le dentier ainsi maintenu ne peut fuir sous les instrumens qui nous servent à en tracer ou à en dessiner les contours.

Chaque dent doit être faite d'après nature : car alors seulement le client peut se trouver à l'aise. Si la déviation des organes de la mâchoire opposée nécessitait que la pièce fût portée en avant, il faudrait lui donner une pente insensible qui commencerait de la gencive. La bouche, dans ce cas, serait avantageusement substituée au modèle ; parce qu'il n'est pas indifférent que le travail saille un peu plus ou un peu moins.

Bien qu'il soit mieux de ne faire usage que d'hippopotame émaillé pour remeubler la partie antérieure de la bouche, il est néanmoins des circonstances dans lesquelles on est obligé d'en agir autrement ; en voici un exemple : les dix dents antérieures seulement, manquaient à la mâchoire cranienne d'une personne qui me fût adressée : la mandibule, au contraire, était garnie antérieurement de douze dents, tandis que les deux côtés en étaient entièrement dépourvus. Il résultait de cette disposition, (*qui je le dis en passant se rencontre assez fréquemment*) que le client avançait prodigieusement le menton, lorsqu'il voulait opérer la mastication. Je lui proposai de placer un *dentier coupé* à cette mâchoire, afin que les molaires craniennes pussent trouver un appui. Par-là, le mouvement d'élévation eût été diminué de beaucoup : mais, n'ayant pas voulu y consentir, je fus obligé de confectionner une pièce supérieure en hippopotame non émaillé, faite ainsi qu'il suit : 1°. Les quatre incisives et les deux conoïdes étaient très-minces, et au lieu de recouvrir les inférieures ainsi que cela a lieu le plus ordinairement, elles furent inclinées pour qu'elles croisassent en dedans. 2°. Les quatre bicuspidées furent faites de manière à ce qu'elles offrissent une surface assez large pour que celles d'en-bas pussent les frapper d'aplomb.

Le dentier ainsi conçu et exécuté, a rempli notre attente et sert avantageusement aujourd'hui tant à la parole qu'à la mastication.

Au reste, quelques cas exceptés, on doit, autant que possible, éviter de faire usage de substances osseuses dénuées d'émail antérieurement, attendu qu'elles jaunissent et deviennent d'une fort vilaine couleur en peu de tems.

§. 2. *Avec des gencives simulées sur le même morceau.* Les règles tracées ci-avant ne concernent que les travaux qui doivent figurer les dents seulement : mais je rappelerai que dans beaucoup de circonstances, la perte de ces os avec leurs racines entraîne un affaissement plus ou moins considérable du bord alvéolaire, et l'anéantissement de tous les festons des gencives. Les anciens dentistes, sans y avoir égard, plaçaient des dents qui commençaient à la gencive et venaient se terminer au niveau du bord tranchant de celles qui restaient au client. On sent que de semblables objets dénués de toute ressemblance, n'avaient nullement l'apparence des deux sortes d'organes qu'ils étaient destinés à remplacer. Bourdet ayant senti cet inconvénient, imagina un genre de travail dont nous parlerons un peu plus loin, et qui a donné l'idée d'un autre que voici.

Après avoir ébauché sur la *bosse* un morceau d'hippopotame émaillé auquel on donne la hauteur voulue, on dessine les dents au crayon, comme si elles sortaient des gencives; ensuite avec un bon burin on enlève tout l'émail qui se trouve sur la partie qui doit représenter celles-ci. Après cela, on sépare les dents, on les sculpte, on les arrondit, et on ne leur laisse que l'élévation nécessaire.

La portion du dentier qui simule la gencive, et qui devrait être en relief, se trouve ainsi, il est vrai, la plus enfoncée, ce qui est précisément le contraire de la nature: mais lorsqu'elle est teinte par le moyen que j'indiquerai bientôt, ce défaut n'est guère aperçu que par des gens connaisseurs, et qui s'étudient à découvrir l'artifice.

§. 3. *Morceaux réunis par des goupilles* COAPTATRICES *vissées ou rivées.* Je viens de m'occuper des pièces de médiocre étendue et qui peuvent être taillées dans une tranche d'hippopotame émaillé : mais malheureusement la forme semi-cylindrique des plus belles dents de cet animal, ne se prête pas à l'exécution de travaux considérables, et souvent même un de leurs côtés latéraux est trop plat et par conséquent difforme. Quelquefois aussi, une des extrémités susceptible d'être aperçue, serait dénuée d'émail. Il est donc souvent nécessaire de réunir deux morceaux par un des procédés ci-dessous.

Le plus simple est d'employer deux chevilles (*fig.* 58) que l'on visse solidement dans une des pièces, et qu'on enfonce ensuite de force dans des trous pratiqués à l'autre. De petites goupilles très-fines placées verticalement en travers des chevilles, empêchent les morceaux de se séparer : toutefois, ce moyen ne peut être mis en usage que si l'endroit de la réunion permet d'espérer qu'il restera solide : pour cela, il faut qu'il soit d'une certaine épaisseur ; aussi convient-il plutôt dans la partie occupée par les molaires, que dans la série des incisives.

Une seule cheville un peu forte, en or à vingt karats, peut également remplir les conditions; on a seulement l'attention que la pointe qui entre de force, soit limée en carré applati, et que le trou qui doit la recevoir ait une forme analogue. Enfin elle peut être cylindrique; mais alors les pièces d'hippopotame seront taillées de manière que l'une présentera une saillie cunéïforme, laquelle entrera juste dans une entaille pratiquée à l'autre (*fig.* 59); ainsi les morceaux seront parfaitement maintenus et ne se déjoindront point : enfin il est inutile de dire que la ligne de la réunion doit simuler la séparation de deux dents. On se sert souvent de ce moyen pour allonger un grande denture; dans ce cas la pièce rapportée peut être percée de part en part, afin que les goupilles soient rivées en arrière.

§. 4. *Morceaux réunis par une* ARMATURE. On forge une lame ceintrée, d'or ou de platine, large de cinq ou six millimètres, que l'on cache dans une entaille longitudinale pratiquée sur la base, c'est-à-dire, du côté où la pièce pose contre les gencives. On perce quelques trous dans lesquels des goupilles qui, en traversant à la fois la pièce et la plaque, doivent être rivées sur celle-ci.

Il faut avoir l'attention de rendre les trous

coniques au moyen d'un écarissoir, de telle sorte que les rivures puissent être faites à têtes perdues dans des fraisures pratiquées à cet effet à la lame. Les goupilles étant enfoncées de force, n'ont besoin que d'être simplement rasées du côté de la substance osseuse, attendu que la forme pyramidale qu'on leur a donnée évite qu'elles ne puissent passer de part en part. Enfin une des goupilles peut être faite en anse, dans la forme des attaches dont se servent les raccommodeurs de faïence : par ce moyen la jonction n'est point susceptible de s'écarter, en ce qu'elle est soutenue en dessus et en dessous.

Quel que soit le procédé que l'on préfère, il est essentiel de bien accorder tous les trous de manière à ce que les *coaptateurs* y tombent justement. Voici comment on s'y prend : la lame étant incrustée, on marque avec un burin les endroits où elle doit être percée, puis on y pratique les trous avec le *drille ;* on les *ébarbe ;* on met ensuite une très-légère couche de cire à modeler sur la pièce ; après quoi on y présente la lame qu'on appuye suffisamment pour que de petits tubercules de cire en indiquant les lieux des perforations, facilitent le moyen de les exécuter avec précision : cependant il est prudent de placer des goupilles

pilles provisoires à mesure que chaque trou est fait. Au lieu de goupilles traversantes, on peut faire usage de rivets à vis : ces derniers coaptateurs sont généralement plus solides, et le travail est beaucoup plus propre.

ARTICLE III.

Dents en hippopotame rapportées sur de feintes gencives.

§. 1. CONSTRUCTION *de ces sortes de dentiers.* La fabrication des instrumens de la Prothèse-Buccale constituant un art fort étendu, les Dentistes de nos jours se font un devoir d'exécuter leurs travaux d'après l'imitation exacte des parties à remplacer. Il en est un que nous devons à *Bourdet*, et qui est impérieusement réclamé toutes les fois que l'affaissement alvéolaire est considérable, et qu'il y a beaucoup de dents de moins : car, dans ce cas, il s'agit non-seulement de remplacer celles-ci ; mais aussi de suppléer à la perte de substance de la gencive : or, l'hippopotame émaillé nous servira pour fabriquer les unes, et la même matière osseuse en étant dépouillée, nous sera utile pour suppléer l'autre.

Nous taillerons donc autant de petites pièces que nous devons faire de dents, nous préférerons celles qui seront recouvertes d'un plus bel émail, nous leur donnerons une coupe telle que la représente la *fig.* 60 ; nous les sculpterons d'après les formes et les dimensions naturelles, et nous les polirons soigneusement.

Après cela, nous prendrons un morceau d'hippopotame non émaillé, et dont le fil de l'os pourra être placé horizontalement, en longeant le mieux possible l'arc maxillaire. Nous l'incrusterons soit à l'*échoppe*, soit à la *fraise* du *tour*, pour qu'il s'adapte parfaitement sur le modèle. Nous en formerons une base qui amboîtera convenablement, et ayant toujours une telle disposition que les renfoncemens qui pourraient être le résultat de l'affaissement antéro-postérieur du bord alvéolaire, soient parfaitement remplis, de manière que la portion de l'ellipse qu'il formait dans l'état naturel, et qu'il a perdue accidentellement, soit rétablie. Cette partie *fondamentale* du travail étant terminée, on y dessinera antérieurement des festons semblables à ceux que décrivent les gencives : puis, soit avec l'*écouane*, soit avec la rape, soit avec la fraise, on évidera chaque arcade (*V. fig.* 61) en commençant par celle qui avoisine le plus la ligne médiane qu'on a eu l'attention de tracer *d'après la bouche*.

A mesure qu'une échancrure est faite, on y ajuste une dent, et on l'y maintient provisoirement avec de la cire à modeler. On présente le travail sur le modèle de rapports, et on examine si cette dent est en harmonie avec la denture opposée : alors, comme il est essentiel qu'elle puisse servir de terme de comparaison pour celle qui doit la suivre, on s'occupe de la fixer : pour cela, on perce un trou qui traversant la base, se rend dans le centre de l'arcade ; et au moyen d'un peu de cire qu'on pose sur la dent, on marque le point où elle doit recevoir une goupille de cuivre, qui après y avoir été fichée, sera passée de force dans le premier trou, et servira de coaptateur provisoir.

On continue ainsi jusqu'à ce que la totalité des dents soit adaptée : puis, à l'aide de divers *opérateurs* mécaniques, tels que grattoirs, burins, meules de grès, etc., on adoucit et on confond en quelque sorte ces pièces justaposées, pour qu'elles semblent ne faire qu'un tout bien uni. On les démonte ensuite, et on s'occupe de teindre la partie qui est destinée à feindre la gencive.

§. 2. *Teinture de l'Hippopotame en couleur de gencive*. Quelques Dentistes prétendant que la salive dévore promptement la nuance qu'on peut donner aux substances osseuses, n'emploient pas ce moyen. D'autres les font bouillir ou simplement tremper dans un bain de *cochenille* et d'*alun ;* mais ne leur ayant point fait subir les apprêts convenables, la teinture ne pénètre point et se détruit promptement (1), au grand déplaisir de l'artiste et du client.

J'ai vu beaucoup de pièces de l'une et de l'autre espèce, et qui ne remplissaient certainement point le but qu'on s'en était proposé.

Quoique j'aie déjà indiqué en 1815 (2) le moyen de teindre solidement les bases osseuses, je crois nécessaire d'entrer ici dans de plus longs détails sur ce sujet important.

Tout os contient une matière graisseuse qui s'oppose à ce que les principes colorans le pénètrent, à moins qu'il n'ait subi une certaine préparation. En conséquence, lorsque la fausse gencive est terminée, il faut la faire bouillir dans une lessive de soude d'alicante dans laquelle on jette quelques gouttes d'huile : il en résulte une eau savonneuse très-âpre ; au bout de dix minutes on ôte la pièce et on en frotte la superficie avec un mordant acide : telle est la

(1) Laforgue, tome 2, page 10.

(2) *Voyez* mon Odontologie.

dissolution d'étain par l'acide muriatique. Cinq ou six minutes après on dépose la pièce dans un vase de terre placé sur le feu et contenant les drogues suivantes :

Garance	30 grammes.
Graine de kermès	7 *id.*
Cochenille écrasée	1 *id.*
Eau de fontaine	un quart de litre.

Laissez bouillir pendant un quart d'heure, et si vous jugez à propos d'agiter le liquide, il faut user d'une spatule de bois, attendu que le fer fait brunir la teinture.

La pièce étant retirée du bain, a ordinairement une couleur trop foncée, mais on la fait dégorger à chaud dans de l'eau de savon, alors elle devient d'une nuance rosée très-solide, et qui ayant profondément pénétré dans les pores de l'os, peut rester plusieurs années dans la bouche sans subir aucune altération, ainsi que j'en ai l'expérience. J'ai même remarqué que des bases ainsi teintes, étaient infiniment plus durables que celles qui ne l'étaient pas. Il est probable que le colorant empêche l'hippopotame d'être corrodé aussi promptement par la salive.

On peut également nuancer certaines parties d'un dentier tandis que les autres resteront blanches ; le cas s'en présente lorsque les dents et les gencives sont prises dans le même morceau. Voici comment il faut opérer : dégraissez le dentier dans la lessive indiquée ci-dessus ; faites-le sécher : fondez de la cire blanche dans une capsule ; trempez-y, à plusieurs reprises, la partie émaillée, de manière à bien l'en couvrir : détachez ensuite, avec le grattoir, toute la cire qui se serait attachée aux endroits qui doivent être teints, frottez ceux-ci avec du muriate d'étain délayé dans de l'eau : alors mettant la pièce dans le bain, elle se nuancera à froid ou à tiède par-tout où il sera nécessaire : mais, en général, ce procédé est loin de valoir l'autre.

Lorsque la coloration est exécutée, il ne s'agit plus que de fixer définitivement chaque dent à sa place, avec des goupilles ou des rivets d'or ou de platine. L'avantage que présente ce genre de travail est incontestable, puisqu'ainsi il est facile d'en obtenir un dentier émaillé de telle étendue qu'on désire, en lui donnant un contour qui soit en harmonie, tant avec la denture opposée, qu'avec le cercle alvéolaire contre lequel il s'appuie : alors on n'a plus à craindre de voir la pièce devenir jaunâtre avec le tems. D'ailleurs, si une des dents rapportée se détruisait dans la suite, il serait aisé d'en substituer une nouvelle.

CHAPITRE III.

Pièces de Dents humaines, en série non interrompue.

Le changement quelquefois si rapide de la couleur naturelle de l'hippopotame émaillé, a donné aux artistes modernes l'idée d'employer des dents prises sur les hommes : il semblerait qu'il n'y a guère plus de cent ans qu'on en fait usage. Le travail qui résulte de leur assemblage est sans contredit le plus beau que l'on puisse faire. Il est susceptible de grandes variétés dépendantes, soit des localités, soit de la méthode de prédilection de chaque confectionnaire.

On les réunit au moyen de différentes *armatures* auxquelles on les fixe aussi par divers *agens coaptateurs*.

Il n'y a que la partie recouverte d'émail, c'est-à-dire, les couronnes qui puissent être mises à profit. Lorsqu'on veut établir une pièce, il faut les faire tremper dans de l'eau chaude, afin d'en développer la nuance naturelle ; alors on examine si elle répond à celle des organes du client; cela étant fait, on choisit les dents qui conviennent au travail qui est réclamé.

. Ainsi que les autres substances animales, elles sont susceptibles de se détruire par le séjour dans la bouche : cependant, attendu qu'elles sont environnées d'émail, que d'ailleurs la substance osseuse y est en petite proportion, et qu'elle est fort dure, elles résistent beaucoup plus long-tems que l'hippopotame : néanmoins, il ne faut pas se faire illusion; elles s'altèrent quelquefois chez certains sujets avec une très-grande promptitude, de sorte qu'elles ne sont réellement que fort peu de tems de la couleur des voisines. Le moyen de les faire durer, c'est de ne les point dénuder de leur couche émaillée. Nous allons examiner dans les quatre articles de ce chapitre, les différens moyens d'assemblage de ces sortes de dents.

§. 1. *Dents enfilées.* (*fig.* 62.) Avant que l'art, en se perfectionnant par dégrés, eût conduit les Dentistes à découvrir les inventions ingénieuses par lesquelles on répare si bien aujourd'hui la perte de nos organes, on réunissait plusieurs dents en les traversant de deux fils plus ou moins gros, ainsi que l'indique *Fauchard.* Quoique divers désagrémens soient inséparables de ce procédé, on peut cependant le mettre en usage dans quelques cas, sur-tout lorsqu'il ne s'agit que de remplacer des dents antérieures, chez les personnes dont les mâchoires ne se croisent pas beaucoup pendant l'occlusion.

On perce deux trous horizontaux qui passent d'un côté à l'autre des dents, et on les enfile comme des perles. Il est plusieurs motifs d'exclusion de cette façon de les assembler; 1°. A moins de rétrécir beaucoup les dents qui, ainsi que nous le savons, sont plus larges à la partie tranchante qu'au collet, on aperçoit le mécanisme de réunion. 2°. Ces fils ne présentant qu'une très-faible résistance, et les trous dans lesquels ils passent s'agrandissant peu-à-peu, il en résulte que chaque dent remue, au moindre mouvement des lèvres ou de la langue, ce qui incommode beaucoup le client et amuse le spectateur : or les Dentistes réputés ont renoncé à ce genre de travail, dont l'idée remonte à une époque déjà très-éloignée de nous. On rencontre cependant encore dans la pratique quelques personnes portant des dents ainsi assemblées en chapelet, tantôt les fils sont sur le même plan, c'est-à-dire, l'un au devant de l'autre; d'autres fois ils sont situés l'un au-dessus de l'autre.

Quand bien même on enfoncerait les fils

avec force dans les trous, cette armature présenterait toujours trop peu de solidité pour qu'elle pût mériter d'être recommandée.

On voit aussi des dents montées d'après le même système, et jointes par une goupille carrée (*fig.* 62 *bis.*). Cette coaptation a tous les désavantages de la précédente, et l'une et l'autre ne doivent guère être mises en usage que dans les cas de pièces provisoires, sur-tout à la mâchoire inférieure, à laquelle en général on peut moins reconnaître ce qui est factice.

§. 2. *Dents fixées à une lame ou bande métallique verticale* (*fig.* 63). Je mettrais volontiers au même rang les dents réunies par une bande haute de quatre millimètres environ, placée verticalement dans une fente transversale pratiquée avec une scie ou une lime plate. Une ou deux petites goupilles enfoncées en arrière et traversant les trois quarts de chaque dent, assurent la solidité de cette armature qui bien que plus consistante que la précédente, a également l'inconvénient de laisser apercevoir le métal entre tous les interstices. Si nous ne nous l'interdisons pas entièrement, restreignons-en du moins l'usage aux cas où les lèvres recouvrent tellement, que même en riant on ne puisse se douter de l'artifice.

Cependant, si au lieu de fendre les dents, on en lime la partie postérieure, afin de l'applatir un peu, et que l'on cloue chacune d'elles à la bande, soit avec une goupille traversant antéro-postérieurement, ou bien, ce qui est mieux, en y enfonçant à vis un ou deux coaptateurs destinés à être rivés sur la lame; on peut espérer de mieux cacher l'agent de réunion, parce que plus il est reculé vers le dedans de la bouche, moins il est susceptible d'être aperçu (*fig.* 64).

Ce dernier procédé a son mérite dans quelques cas, et ne doit point être délaissé. En le perfectionnant comme il suit, on en rend par fois l'emploi très-précieux : ainsi, au lieu d'une lame, on se sert d'un fil carré plat d'une force raisonnable, on le soude sur une bande verticale de la même étendue; on leur donne la courbure convenable, et on y fixe les dents (*fig.* 65). Ensuite on enlève avec une petite lime la portion de plaque qui existe entre chaque dent, de manière que là il ne reste plus que la traverse, laquelle se trouvant presque contre les gencives, ne peut être aperçue. Je me sers souvent de ce moyen pour réunir deux ou trois dents inférieures, parce que la même barre dont je viens de parler, me sert, en lui laissant une certaine longueur en plus, à maintenir celle-ci dans la bouche.

§. 3. *Addition de feintes gencives* (*fig.* 66). Ayant observé qu'il s'offre dans la pratique des cas où il est presque impossible d'avoir recours à une autre armature que celle dont je viens de parler, je me suis occupé d'en faire disparaître les défauts.

Ainsi j'use à plat les trois quarts de la face postérieure des dents, de sorte que l'antérieure seule étant ménagée, il en résulte des espèces d'écailles de l'épaisseur seulement de trois millimètres environ. J'enfonce à vis postérieurement deux petits rivets qui bien qu'ils ne puissent être guère engagés que de deux ou trois pas, sont néanmoins très-solides. Je les rive sur la bande à laquelle j'ai pratiqué des trous fraisés pour les recevoir. Toutes les dents étant fixées, l'œil aperçoit le métal qui est à nud dans divers endroits; or je sculpte en triangle autant de petits morceaux d'hippopotame qu'il y a d'interstices; je les ajuste de manière à ce qu'ils figurent des pointes de gencives (*fig.* 67), j'y adapte aussi des coaptateurs à vis, lesquels serviront à les fixer à l'armature, après qu'ils auront été teints comme je l'ai indiqué.

On sent combien ce joli travail demande de soins pour être à la fois solide et délicat : mais comment le remplacer par un autre, quand les dents labiales inférieures du client, se sont tellement allongées et penchées en devant, qu'elles touchent les gencives supérieures, et passent même au-devant lorsqu'on ferme la bouche? Au reste, des pièces de ce genre doivent être considérées plutôt comme une simple parure empêchant la salive d'être lancée au-dehors et aidant l'articulation des mots, que pouvant être utiles à la mastication.

Au lieu de pointes de gencives factices, on peut boucher les interstices des dents avec une substance préparée à cet effet; la cire vierge colorée en rouge ou en rose avec la plante que l'on appelle *orcanette* remplit bien cet usage; on la fait fondre, puis on y jette quelques tiges de ce végétal. Lorsqu'elle a acquis la nuance que l'on désire, on coule le produit dans une capsule; il se fige et forme un petit gâteau que l'on conserve à l'abri de la poussière. Le client peut facilement appliquer cette cire et la renouveler lorsqu'il est nécessaire.

§. 4. *Dents fendues* verticalement *d'arrière en avant.* (*fig.* 68.) M. Hellis a répandu un procédé qui consiste à souder à une barre horizontale, des languettes verticales et antéro-postérieures; ensuite il fend les organes verticalement d'arrière en avant, de sorte qu'après y avoir engagé les plaquettes, il y passe latéralement deux goupilles transversales qui les empêchent de se quitter. Ce mécanisme ne trouve son emploi que pour les dents qui présentent un diamètre de quelqu'étendue; telles sont les bicuspidées: mais il ne peut convenir pour des incisives. Au reste, tout ingénieux que paraisse ce moyen, il a l'inconvénient d'affaiblir considérablement les dents, et comme il peut être avantageusement remplacé par d'autres qui présentent plus de solidité, l'usage doit en être très-restreint.

§. 5. *Dents sciées horizontalement d'arrière en avant* (*fig.* 69). Quelques Dentistes, au lieu de fendre les dents comme je viens de le dire, les montent ainsi qu'il suit: ils soudent horizontalement à une barre d'or, une plaque qui décrit le même cercle que la gencive. Ils scient horizontalement et transversalement les organes dans les deux tiers de leur épaisseur, et à environ quatre millimètres de la gencive; la plaque est ensuite engagée dans chacun, et deux goupilles perpendiculaires en assurent la solidité: puis ils liment jusqu'à la barre les portions de la plaque qui s'aperçoivent dans les interstices.

Ce dernier travail offre un désagrément qui lui est commun avec celui de M. Hellis, c'est de donner beaucoup de prise à l'action de la salive qui, s'introduisant à la longue entre l'armature et la dent, en détruit bientôt la solidité. Au reste, dans ces deux mécanismes, un des grands inconvéniens est la difficulté de les resolidifier lorsqu'ils viennent à s'altérer; de sorte que les organes chancellent sans qu'il soit possible de les en empêcher, à moins qu'on ne remette des goupilles plus grosses. Enfin le métal de réunion étant situé à une certaine distance des gencives, peut être aperçu, à moins que les dents ne soient très-rapprochées les unes des autres : donc ces deux armatures ne conviennent guère que pour les pièces de côté.

§. 6. *Par une bande horizontale couchée à plat contre les gencives* (*fig.* 70). Lorsque ces parties ne présentent point d'inégalités, et qu'étant peu rétractées, on ne juge point à propos de faire une plaque large dite en *gouttière*, et que d'ailleurs on n'a que de deux à quatre dents à remplacer, on peut employer une armature assez simple et qui réunit à la propreté, un grand dégré de solidité. Voici en quoi elle consiste : on forge ou on découpe en arc une bande de métal de l'épaisseur de l'ongle, d'une largeur égale dans toute sa longueur, et de quatre millimètres environ : on en lime les deux bords en biseau de manière à ce que la face supérieure soit moins large que l'inférieure. Ensuite on coupe les dents de la hauteur qui est nécessaire, et on pratique sur leurs bases une coulisse transversale faite en *queue d'éronde*. Toutes ces choses étant exécutées, on engage l'arc de métal dans la coulisse de chaque dent, à laquelle on perce un ou deux trous verticaux pour y enfoncer des coaptateurs. Ce travail n'est bien solide qu'autant que la *queue d'éronde* offre elle-même une certaine résistance : il requiert donc que les organes placés de cette façon, offrent un diamètre antéro-postérieur d'une certaine étendue, ainsi qu'il en est de celui des incisives centrales supérieures, et autres.

§. 7. *Barre quadrilataire, à laquelle sont soudés des* pivots *de coaptation.* Les armatures représentées par la *fig.* 71, résultent d'un arc fait d'un gros fil d'or ou de platine auquel on soude autant de pointes verticales qu'il y a d'organes à placer. Pour que la réunion de ces diverses pièces métalliques ait le plus de solidité possible, il faut faire à la barre des échancrures dans lesquelles s'engageront les bouts des pivots limés en coin à cet effet.

Sur

Sur la base de chaque dent sera pratiquée une coulisse qui logera soit la barre si elle est superposée, soit le pivot, si elle est située en arrière. Dans le centre de chaque organe on percera un trou allant s'ouvrir au talon, ou bien n'ayant point d'issue : mais auquel on donnera une direction oblique d'arrière en avant. Les pivots seront introduits de force et maintenus soit par rivure, soit par une goupille transverse, soit au moyen d'un peu de garniture intermédiaire.

ARTICLE II.

Pièces composées de plaques estampées, *supportant des dents à nud.*

§. 1. DENTS *à goupilles rivées.* Je viens d'examiner différens moyens d'assembler les dents humaines, toutes les fois que les gencives présentent peu d'inégalités : mais quand il en est autrement, il convient d'adopter un genre d'*armature* qui, en s'appuyant sur les gencives, forme une *assise* capable de modifier la pression qu'exercent toujours les pièces artificielles.

La largeur de la plaque doit être calculée d'après la disposition des localités, et d'après l'étendue de l'arc ébréché : ainsi lorsqu'elle devra reposer sur des racines solides pouvant supporter des tenons, il ne sera pas nécessaire qu'elle déborde le talon des dents; mais quand il n'y en aura pas, elle devra être large de huit à dix millimètres, et former une sorte de gouttière, afin d'embrasser le bord alvéolaire, et même quelquefois il faudra qu'elle s'avance un peu vers la voûte palatine.

J'ai enseigné, à l'article des empreintes, le moyen de se procurer un modèle métallique propre à *estamper* des plaques : ici je dois indiquer comment on en fait usage.

On taille un cercle de papier qui décrit exactement celui de l'emplacement : il sert de *patron* pour découper une plaque d'une épaisseur relative à la résistance du métal qu'on préfère. On commence par donner à celle-ci une légère concavité en la frappant avec un marteau, après l'avoir appuyée sur un récepteur de plomb, de fer ou de cuivre; puis on la fait recuire, alors la plaçant entre l'*estampe et son creux*, on la comprime fortement, soit à l'aide d'un verbérateur (1), soit dans un étau. Pour obtenir une *estampée* bien exacte, il faut la faire à plusieurs reprises, ayant soin de rendre

---

(1) Les moutons, les marteaux, les maillets sont des verbérateurs propres à cet usage.

chaque fois au métal la ductilité qu'il a perdue.

La plaque ainsi imprimée sera ajustée et terminée sur la *bosse* en soufre ou en plâtre : mais, attendu que ces modèles ne sont pas toujours eux-mêmes sans défauts, il est avantageux, avant de rapporter les dents, de l'essayer sur le client. Si elle pèche en quelque façon, on y pose une couche de cire à modeler, et en l'appliquant dans la bouche, on pourra se procurer un nouveau moule plus exact. Il m'est arrivé souvent de prendre ainsi deux ou trois fois l'impression avant d'avoir pu obtenir un modèle parfait. Je ne saurais trop recommander aux jeunes praticiens de ne négliger rien de ce que je dis ici : car, la plaque est au Dentiste ce que sont à l'architecte les pilotis et les plate-formes, c'est elle qui porte l'édifice : si elle ne touche pas également toutes les parties du sol, elle ne tardera pas à fléchir, soit d'un côté, soit d'un autre.

La *gouttière* étant terminée, sert avec avantage pour se nantir d'un excellent modèle de rapports; il ne s'agit que de la faire légèrement chauffer, et d'y appliquer de la cire molle du côté qui regarde les dents restantes : alors en faisant mordre, on en a l'impression qui presque toujours est bonne, et il ne s'agit plus que d'y couler du soufre ou du plâtre, ainsi que je l'ai enseigné ailleurs. On collera la plaque avec un peu de cire sur la bosse qui en proviendra, ensuite avec la scie, ou la rape on coupera chaque dent de la hauteur nécessaire; on en bouchera la cavité centrale avec un petit morceau d'hippopotame taillé en conséquence, et qu'on y enfoncera de force; puis avec une lime rude, on ébauchera l'extrémité qui doit servir d'assise; enfin on met de la peinture sur la plaque, et tenant la dent entre les doigts, on la présente afin que les endroits qui touchent soient indiqués. Cet ajustement est plus facile à exécuter au burin, ou à l'échoppe qu'avec la lime seule. Au reste, quel que soit l'instrument dont on use, il est de toute rigueur de faire monter chaque dent un peu en avant de l'armature, pour empêcher qu'elle ne soit aperçue. (*fig.* 72.) La ligne médiane devant être considérée comme le point de départ, on placera les incisives centrales avant toutes les autres : on leur donnera la pente convenable, et on les fixera d'après l'une des manières ci-après :

Premier procédé. (*fig.* 73).

Divers Dentistes percent à chaque dent et dans une direction verticale, deux trous de petit diamètre, chacun est situé sur le côté du canal central, et dans la partie solide; la direction en est parallèle à l'axe de l'organe, et vient s'ouvrir dans l'enfoncement qu'offre le talon : ils présentent ensuite la dent à la place qu'elle doit occuper ; ils passent le foret par dessous, et en le faisant rouler dans les doigts, ils font une petite marque à la plaque. Ils percent celle-ci en cet endroit, avec un *opérateur* plus mince que celui qui a d'abord servi ; alors ils engagent un *alésoir* très-pyramidal, qui embroche à la fois la dent et l'armature, et ils agrandissent le trou jusqu'à ce que l'outil maintienne l'une avec l'autre et ils en fraisent l'orifice gengival : ils font une goupille présentant un cône très-allongé et la pinçant dans une tenaille à boucle, ils l'enfoncent jusqu'à ce qu'elle refuse d'avancer. Si toutes ces choses ont été bien exécutées, la dent tient déjà très-solidement à la plaque ; cependant on empêche qu'elle ne s'en puisse détacher en rivant la première goupille, qui étant placée, donne la facilité de mettre l'autre. En faisant ce travail, il faut que les têtes des rivures aient la forme d'une goutte de suif, au lieu d'être écrasées. Une incisive centrale étant ainsi montrée, guide pour celles qui doivent suivre.

Quelquefois il est possible de laisser aux dents toute leur épaisseur ; cependant beaucoup d'artistes, afin de s'épargner de la peine, usent l'émail postérieur, de sorte que le foret fraye sa route avec une plus grande aisance. On ne doit en agir ainsi que si la denture opposée l'exige; car il est toujours infiniment plus avantageux de laisser aux dents toute leur force.

Deuxième procédé. (*fig.* 73 *).

Plusieurs, au lieu de placer deux goupilles latérales de moyenne grosseur, n'en mettent qu'une seule, centrale, mais il est nécessaire qu'elle soit carrée, sans quoi la dent *pivote* bientôt, et elle se détruit promptement.

§. 2. *Dents à goupilles ou à pivots soudés à la plaque* (*fig.* 74). On a observé que les *Coaptateurs* rivés sont susceptibles d'agrandir les trous et de permettre la vacillation des *organes* (1): ce désagrément a conduit à l'idée de les souder à l'armature; en conséquence, les trous des dents doivent être alaizés en passant l'outil du côté de la base. La première goupille étant soudée, on y rapporte provisoirement la dent: on ajuste la voisine à laquelle on en adapte également une que l'on soude; on pose de nouveau les deux organes, et on prépare ceux qui doivent être mis à

(1) Je me servirai souvent de ces expressions pour éviter les répétitions de mots.

côté, et ainsi de suite. Lorsque toutes les goupilles ou les pivots sont soudés, on *fraise* les ouvertures postérieures des dents, puis on les enfile de force : l'excédant de chaque *agent* étant coupé, on en rive solidement l'extrémité, ou on la courbe dans une petite échancrure.

Cependant on peut se dispenser de river ou de courber la goupille, dans ce cas on ne la fait point traverser la dent de part en part; on donne au trou une légère obliquité vers l'émail antérieur sans cependant qu'il arrive jusqu'à lui, alors environnant chaque pivot d'un peu de bois ou de fil, l'organe s'y maintient parfaitement, et peut exister très-long-tems sans altération.

Il m'est tombé quelquefois sous les yeux des pièces dont les dents étaient maintenues par un pivot central à deux branches. La face postérieure des organes était taillée ainsi que la *fig.* 74* le représente, et le coaptateur était recourbé en dessous *en pieds de danseurs.*

Tels sont les agens mécaniques qui servent de moyens de réunion entre *les dents* et les *armatures;* mais l'expérience a prouvé que les goupilles traversant les *organes* de part en part, et rivées d'un côté ou de l'autre, sont bien moins avantageuses que les rivets à vis. En conséquence ceux-ci doivent être préférés, et il est peu de cas dans lesquels ils ne puissent être mis en usage.

§. 3. *Armature perforée pour loger quelques dents déviées vers la langue* (*fig.* 75). Si au milieu ou sur un des côtés d'une série d'organes antérieurs qu'il faut remplacer, il en existe un qui soit dévié, il doit être recouvert par un autre qui sera factice. Le cas s'en présente sur les personnes dont les conoïdes sont venues tardivement. Le mécanisme du travail consiste à fabriquer une plaque en gouttière, que l'on perce d'un trou pour laisser passer l'organe hors de rang; une petite lame verticale en couvrira le devant, et sera soudée à l'armature: elle servira de support à la dent artificielle. Il est par fois nécessaire de prévoir qu'une dent tardive, encore enfermée dans la mâchoire, se montrera bientôt à l'ouverture naturelle de la gencive. Une saillie remarquable de quelque partie l'annonce souvent plus d'un ou deux ans avant que l'odontocie n'ait lieu; en conséquence il est bon de pratiquer d'avance un trou à la gouttière, ou bien de la laisser assez large en cet endroit pour en former un en tems et lieu; si l'on n'a pas eu cette attention, la pièce perdra son aplomb tôt ou tard.

ARTICLE III.

Dents humaines rapportées par sertissure, sur une base en hippopotame ou en métal.

§. 1. TOUTES *dents serties.* J'ai dit, en traitant des dentiers d'hippopotame, que nous devons à Bourdet l'ingénieuse idée de monter des morceaux émaillés sur une base qui ne l'est pas. On trouve l'application de ce genre toutes les fois qu'il se rencontre des affaissemens considérables des gencives : il mérite qu'on y employe des dents humaines quand le client y consent. (*V. fig.* 76).

Ainsi, après avoir ajusté une *base osseuse* sur le modèle, et l'avoir essayée et corrigée sur la bouche : après avoir réglé la hauteur et la pente que doit avoir le dentier; et enfin après que la ligne médiane est tracée, on choisit une série de dents, incisives, conoïdes, bicuspidées, suivant l'étendue de la pièce à faire. On en rejette les racines et on en bouche les canaux avec de l'os. On arrondit à la lime la partie supérieure de chacune suivant la dépression dessinée par le collet : on en creuse, en forme de selle, la partie dont on a séparé la racine, et que nous appelerons *assise.*

De cette manière, l'organe présente deux arcades séparées par une *gorge* plus ou moins profonde; on entaille l'hippopotame ainsi que je l'ai enseigné plus haut. Ensuite, mettant un peu de peinture sur l'*assise* de la dent et à l'aide de l'*échoppe*, du burin, du grattoir, ou même de la lime, on donne à cette arcade la forme qui est nécessaire pour qu'elle ressemble à un feston de gencives dont il sortirait une dent. Afin que l'incrustation soit artistement faite, il faut que les bords de l'*organe* soient recouverts par un petit cercle d'hippopotame (*fig.* 76 *); de sorte qu'elle y paraisse incrustée comme une pierre dans son chaton.

Quant à la manière de fixer ensemble la dent et la base, je renvoie à ce qui a été dit précédemment. Toutes ces choses étant terminées, on teint cette dernière, après quoi on s'occupe de monter la pièce en définitif.

Ayant observé que les goupilles rivées à nud sur l'hippopotame, finissaient par s'ébranler, quelque solidement enfoncées qu'elles eussent été de prime abord, j'ai imaginé un moyen qui donne beaucoup de durée à ce genre de travail. Après avoir percé les trous de la base de manière à ce qu'ils se trouvent sur une même ligne circulaire, je pratique au burin une rainure peu profonde, mais ayant environ trois à quatre millimètres de large : de façon que toutes les perforations en occupent le milieu. Je les *fraise* très-évasées quoique superficiellement, et découpant une bande mince de métal, laquelle entre juste dans la place qui vient de lui être préparée, je la perfore ainsi qu'est la base ; alors vissant un pivot à chaque dent, j'en engage l'extrémité dans *l'enfonce-goupilles* (*). Je frappe quelques coups de marteaux sur celui-ci, afin que la cheville force dans l'arc ; je coupe ce qui en dépasse, et je rive à tête perdue : après quoi avec une lime, j'use tout ce qui s'élève au-dessus du niveau. Le lecteur qui a saisi ma description, a dû observer que les *fraisures* pratiquées à l'hippopotame en-dessous de la bande métallique, ont pour objet de donner la facilité de faire des rivures à têtes non saillantes, et il a senti combien toutes ces précautions ajoutent au mérite et à la solidité de ce genre d'armature, qui a en outre un coup-d'œil fort agréable. Lorsqu'un dentier, petit ou grand, est bien exécuté d'après ce procédé, et qu'il est possible de lui accorder une assise et une épaisseur suffisantes, on a l'agrément de le voir durer plusieurs années, sans être obligé d'y faire aucunes

(*) Voyez la *fig*. 33.

réparations. Au lieu de dents humaines, il est également possible d'y en rapporter de celles qu'on prend sur les bœufs, les cerfs, etc.

§. 2. *Dents rapportées sur le devant de la pièce seulement* (*fig.* 77). On comprend bien que les pièces de ce genre forment un travail mixte avec les dentiers d'hippopotame; il est plus économique que celui qui précède. Beaucoup de Dentistes se contentent de *sertir* les six ou huit dents antérieures, et forment celles qui suivent à même la base : c'est un principe adopté assez fréquemment, et qui mérite d'être pris en considération.

§. 3. *Dents implantées.* (*fig.* 78). Quelques artistes, dans l'intention d'accorder beaucoup de solidité à l'assemblage des dents humaines montées sur une base, leur laissent la racine qu'ils liment cylindriquement, puis ils perforent la base d'hippopotame de manière à pouvoir admettre ces tenons osseux. Ils enfoncent chaque dent de force, et ils en assurent la solidité au moyen de goupilles postéro-antérieures.

Ce genre d'implantation est fort solide, toutes les fois que la base peut avoir beaucoup d'épaisseur, mais s'il en est autrement, elle se trouve trop affaiblie par les grands trous qu'on y pratique, et les pièces cassent très-facilement. Au reste, la parfaite exécution de ce travail est très-difficile et très-longue, en conséquence, je pense qu'il peut être avantageusement remplacé par un des précédens.

ARTICLE IV.

Pièces compliquées. Dents humaines avec feintes gencives surmontées d'une assise *métallique.*

§. 1. *A feintes gencives formant base* (*fig.* 79). Puisque beaucoup de personnes ne peuvent, sans en être extrêmement gênées, porter un dentier offrant une certaine épaisseur, il faut adopter une méthode par laquelle une assise large et mince supporte un travail assez peu volumineux pour ne pas contrarier les mouvemens de la langue. Ces sortes de pièces doivent donc être composées comme il suit: on fera une plaque *en gouttière estampée* de la manière que j'ai enseignée à l'article II; on lui accordera une épaisseur et une largeur proportionnées à l'étendue du cercle qu'elle décrit. Après avoir été vérifiée et corrigée convenablement, on la collera sur le modèle de soufre avec de la cire à modeler, et on ajustera dessus une gencive factice en hippopotame, qui étant incrustée à l'aide de la peinture, sera fixée à l'assise au moyen de quelques rivets; ensuite on rapportera des dents humaines avec tout le soin possible. Le métal jouissant naturellement d'une grande résistance, permettra de ne laisser à la fausse gencive que la juste largeur nécessaire au sertissement de ces organes. On pourra, par conséquent, donner à la machine toute la délicatesse qu'on jugera convenable, sans nuire en rien à la solidité de l'ensemble.

Ce travail est sans contredit un des plus jolis de la prothèse : il demande à être exécuté très-proprement et avec beaucoup de précision ; car sans cela, les alimens s'introduiraient entre l'armature et l'hippopotame : on bien entre celui-ci et les dents, de sorte que la douceur de l'haleine ne tarderait pas à en être altérée. La pièce ne doit être montée en définitif qu'après la coloration de la feinte gencive, et celle-ci ne sera point mise en teinture, étant clouée à la plaque.

En observant tout - à - l'heure que les dentiers devaient offrir le moins de volume possible par rapport à l'obstacle qu'ils pourraient opposer aux mouvemens de la langue, je n'en ai point établi la nécessité indispensable, puisqu'à la rigueur les personnes s'habitueraient peu-à-peu à une pièce massive: bien plus, quelle qu'en soit la grossièreté, pourvu que le client y soit accoutumé, elle ne pourrait être remplacée par une autre infiniment mieux combinée, sans qu'il n'éprouvât aussi-tôt une sorte d'embarras provenant de ce qu'il lui semblerait n'avoir plus rien dans la bouche: mais les avantages de cette dernière seront bientôt appréciés par lui.

§. 2. *Dents à feintes gencives en placage*, (*fig.* 80). Il est des personnes qui ayant perdu un grand nombre de dents à la mâchoire supérieure, ne se résolvent à les faire suppléer que quand elles s'y trouvent contraintes par la plus urgente nécessité; ce cas arrive sur-tout chez celles qui, n'ayant plus de rencontres au fond de la bouche, croisent les mâchoires de manière que les incisives et les conoïdes inférieures restées seulement et s'étant penchées en avant, heurtent continuellement les gencives craniennes, et les font saigner toutes les fois qu'on mange.

Il se présente donc ici deux indications à remplir: la première d'empêcher le déchirement des parties; la seconde, de mettre un dentier simulant les organes absens. On commencera alors par fabriquer une plaque estampée emboîtant parfaitement les parties, afin que les dents adverses ne les offensent plus. On soudera sur le plan le plus antérieur de cette assise, et en suivant la ligne courbe que décrivent les organes restants, un bandeau vertical large de six millimètres environ : on le masquera par un arc d'hippopotame, qui étant sculpté en festons de gencive, surmontera des façades de dents sans talon, que l'on fixera à l'armature, au moyen de rivets à vis.

Dans les premiers momens de l'application de cette sorte de pièce, le client s'en trouve assez gêné, à cause du contact des dents vivantes sur le métal ; mais deux ou trois jours suffisent pour qu'il s'en aide parfaitement dans l'acte de la mastication.

Toutes les personnes qui se trouvent ainsi dénuées d'une certaine quantité de leurs dents, ne s'en trouvent pas aussi incommodées ; cependant, elles désirent quelquefois faire remplacer celles de devant seulement ; sans pour cela vouloir que celles qui leur restent frappent l'armature. Dans ce cas, on leur fait une pièce à placage très-mince, d'arrière, laquelle les organes antagonistes continuent de toucher les gencives comme à l'ordinaire, sans heurter nullement le travail rapporté (*V. fig.* 80 *).

J'ai rencontré ce cas une couple de fois depuis dix ans.

CHAPITRE IV.

CHAPITRE IV.

CONSTRUCTION des Dentiers de substances minérales en série non interrompue.

§. 1. *CORPS des Dentiers d'après le système de M. de Chemant.* J'ai rapporté les compositions de cet Auteur : mais je dois entrer ici dans les détails d'exécution qu'entraîne le système qu'il a inventé.

On prend une masse de pâte préparée comme il l'a enseigné, on l'applique sur le modèle en plâtre, on l'y laisse sécher à l'ombre; ayant soin de la tasser de tems à autres, en la frappant doucement avec une petite *batte* de bois. Lorsque la terre est ferme on l'enlève doucement, et avec des grattoirs on sculpte le dentier, en lui accordant autant d'assise qu'on le juge nécessaire.

S'il est destiné pour être soutenu par des tenons, on perce avec une aiguille, aux endroits où ils doivent être placés, de petits trous ronds ou carrés et en cône, lesquels vont s'ouvrir en arrière des dents; mais comme les terres diminuent de volume pendant la cuisson, au lieu de les perforer exactement sur les points qui correspondent aux racines (*indiquées sur le modèle*), on les recule un peu, en s'éloignant de la ligne médiane : de cette manière la pièce venant à se rétrécir en tous sens, ramène les trous où ils doivent être.

Avec la parfaite connaissance de la somme du *retrait* que prend chaque composition, et par l'habitude, on manque rarement son coup; et si quelquefois cela arrive, il s'en faut de bien peu qu'on ait réussi : au reste en rapportant le pivot, on corrige facilement le léger défaut qui pourrait avoir eu lieu. De même, pour obtenir des dentiers qui remplissent parfaitement la brèche, il faut apprécier la *rétraction* qu'ils subiront au feu. En supposant donc qu'elle soit d'un septième (*c'est celle de la porcelaine*), on ajoutera à chaque extrémité de la masse un quatorzième de la longueur totale. Il ne faut pas perdre de vue que cette rétraction s'opère de manière à rapprocher tous les points vers la ligne centrale ; les formes doivent par conséquent être agrandies en s'éloignant d'elle. Ici un peu d'habitude suffit, et ce qui paraît très-difficile à l'un, n'est souvent qu'un jeu pour l'autre. Je confectionne fréquemment des travaux d'après ce système, et rien ne me semble plus aisé : au surplus, étant mis en pratique depuis plus de vingt ans par l'inventeur, je ne pense pas qu'il y ait d'argument qu'on puisse avec avantage opposer à un aussi long succès.

Pour exécuter sûrement ce que je viens d'exposer, on agrandit la brèche que présente le modèle corrigé avec le *vérificateur*. Supposons, par exemple, qu'elle représente l'espace de sept dents absentes, on doit couper une demi-dent de chaque côté : on y pose ensuite la pâte, qui étant séchée, sera divisée en sept parties nécessairement plus larges que les sept dents naturelles qu'elles représentent : mais après la cuisson, le *retrait* qui se sera opéré sur chacune en particulier, et sur l'ensemble, aura ramené tout aux dimensions voulues : par ce même motif, il faut évaser les cavités, et grossir les tubercules qui doivent s'y trouver marqués. Enfin, attendu qu'à l'aide de petites meules on peut ronger ce qui est de trop, il vaut mieux se réserver la faculté d'en ôter.

Pour donner plus de solidité à ses travaux, M. de Chemant n'isole pas entièrement les dents ; il se contente d'en dessiner convenablement la face antérieure, ce qui n'est pas aussi agréable que lorsqu'elles sont séparées. Avant de les soumettre à l'action du feu qui les durcit, il y perce tous les trous dont il prévoit avoir besoin pour y enfoncer des goupilles, y fixer des crochets, y passer des attaches, etc. car une fois cuites, cela ne serait plus possible qu'avec un diamant. Les pièces étant bien séchées, il les fait durcir dans le grand réverbérateur dont j'ai donné la description. Lorsqu'elles en sont sorties il les présente sur un modèle qui n'a point été maltraité, et que l'on a eu soin de réserver à cet effet. Il le mouille et le saupoudre d'oxide rouge de plomb, et avec les meules il corrige les défauts qui auraient pu s'y manifester.

§. 2. *Mise en couverte.* L'incrustation étant terminée, on vérifie le dentier sur le client, et s'il s'assied bien contre les gencives, on s'occupe de le vernir.

J'ai dit ailleurs que les pâtes de M. de Chemant sont colorées : c'en pourra donc être la nuance elle-même qui ressortira au travers la couverte dont on fait usage dans ce genre de compositions, et qui pourra être simplement de beau crystal dit *fine-glass ;* mais que l'on nuancera, si on veut, au moyen de quelques-uns des oxides que j'ai mentionnés : dans tous les cas, il sera broyé sur la glace et appliqué au pinceau.

Le dentier ayant été replacé au fourneau

et soutenu de façon qu'il ne touche que le moins possible au plancher du coffret qu'on peut enduire d'une couche de craie délayée avec de l'eau, sera soumis à un feu capable de vitrifier la couverte. Il ne sera retiré qu'après le parfait refroidissement : et alors on s'occupera d'en colorer les feintes gencives.

§. 3. *Peinture couleur des organes ci-dessus.* Broyez à sec le carmin, et son fondant (1) sur la glace, ajoutez-y un atôme de précipité rose de cobalt (2); puis achevez de le délayer avec un composé de moitié par moitié d'huile essentielle de lavande et de térébenthine. La couleur ainsi préparée s'applique avec un pinceau : les séparations des dents seront marquées par un trait de peinture noire faite avec le manganèse. On soumet le dentier à un

(1) C'est un vert tendre dans lequel il entre beaucoup d'oxide de plomb.

(2) Un dix-millième de gramme pouvant donner un ton bleuâtre à quatre grammes d'émail; il faut allier la valeur d'un vingtième de gramme de cobalt à trente grammes ou même plus d'émail : alors prenez de cet amalgame telle faible quantité que vous voudrez. Ce moyen est le seul qui puisse suppléer à l'impossibilité de peser de si petites fractions : il en doit être de même pour tous les oxides très-diffusibles.

feu de *moufle* : ainsi que je l'ai dit à l'article des fourneaux.

J'ai été à portée de vérifier que la salive attaque cette coloration à la longue et la noircit, ce qui oblige l'artiste à la renouveler. Elle a aussi de la propension à se marbrer de raies brunes, ce qui dépend du fondant qui contient quelquefois un excès d'oxide de plomb; il est donc essentiel qu'il n'en renferme que le moins possible.

§. 4. La méthode de fabriquer des dentiers, indiquée par M. Dubois en 1808, diffère peu de celle ci-dessus, seulement, attendu que cet auteur emploie le kaolin, il peut enfoncer avant la cuisson, des pointes de platine dans les endroits où doivent être les pivots, de sorte que ce métal y reste très-adhérent (1). Sous ce rapport, le kaolin est bien plus favorable que les frittes où il entre du plomb, de la potasse, de la soude, etc. Quant à la manière de faire des dents isolées qu'il perce de trous transverses afin de les enfiler les unes avec les autres, nous possédons maintenant des moyens

(1) En enfonçant de même des pointes de platine dans la pâte de M. de Chemant, il y devient sec et cassant, parce que les oxides qu'elle contient ont la propriété de la combiner avec lui, et d'en altérer les qualités.

qui sont préférables. Au reste, notre honorable confrère n'ayant point cherché à imiter les gencives, ses travaux ne flattent point l'œil comme ceux de son compétiteur.

ARTICLE II.

Construction des Dentiers en séries continues avec les Calliodontes.

§. 1. *Enfilées à une traverse de platine, à la manière de M. Fonzi* (*fig.* 81). J'ai indiqué le moyen de fabriquer les dents terro-métalliques, je m'occuperai présentement des procédés à l'aide desquels on en tire parti. Bien que ces sortes de dents aient supporté un coup de feu considérable afin d'être vitrifiées, néanmoins, lorsqu'on les soumet à la flamme de la lampe, elles y changent de nuance : or, comme il est nécessaire qu'elles aient précisément celle des organes à côté desquels on les place, il faut, avant de les assortir, qu'elles aient été soumises à cet agent, après quoi, quand bien même on les ferait chauffer vingt fois, elles ne changeraient plus. Lorsqu'elles ont été ainsi disposées, on leur donne la largeur et les formes convenables en les usant sur la grande meule de grès (*). Je rappelerai que les calliodontes sont munies postérieurement de petites *anses* en platine, les unes horizontales et les autres perpendiculaires; c'est au moyen de celles-ci qu'on les enfile à une barre métallique. On les y fixe de la manière suivante : on place un peu de borax et d'or sur chaque jonction ; puis on pose la pièce sur de la braise allumée et contenue dans une petite *casserole :* on souffle d'abord avec la bouche, puis avec un soufflet, afin qu'elle devienne graduellement rouge cerise; alors l'approchant d'une lampe de bijoutier, on détermine avec un chalumeau, la fusion de la soudure, et on donne un coup de feu suffisant pour qu'elle grippe sur le *crampon perdu.* On ne retire le dentier du feu, qu'après le refroidissement; car en l'exposant subitement étant chaud, à l'air froid, on expose les dents à se fendiller.

La méthode d'enfiler ainsi des demi-dents privées de base à une traverse postérieure, présente tous les inconvéniens que l'on est en droit de reprocher aux pièces sans assise, qui en général joignent mal les gencives, et fatiguent les supports; d'ailleurs l'armature peut être aperçue entre les interstices : enfin lorsqu'il

(*) *Fig.* 20.

y a affaissement des parties, (ce qui arrive dans un grand nombre de circonstances,) les calliodontes offrent une longueur choquante et contre nature. Ce défaut est essentiel, et on ne peut le prévenir qu'en renonçant à cette expéditive, mais non agréable façon de les réunir.

§. 2. *Ajustées sur une plaque* (*fig.* 82). Au lieu de les enfiler, on peut les fixer par des pivots, à une assise plus ou moins large posant contre les gencives. Dans ce cas, on se sert des calliodontes dont les *anses* sont placées horizontalement, c'est-à-dire, en sens contraire des précédentes. On les taille à la meule, et on les ajuste une à une contre la plaque posée sur le modèle dont on suit toutes les inégalités. On fait en sorte qu'elles y soient bien d'aplomb : ensuite on fait d'espace en espace des trous à l'armature; on y soude des goupilles auxquelles on maintient les dents plutôt avec du fil de platine que de fer; et on fond de l'or sur la jonction. Toutes les dents étant ainsi rapportées, on lime uniment les inégalités qui se rencontrent à la face linguale, puis on y soude un petit bandeau qui les lie toutes les unes aux autres. Cette lame procure une grande solidité au travail, en s'opposant à ce que quelque partie ne puisse se déranger, dans certains efforts de la mastication.

De cette sorte les pièces sont infiniment plus propres que par l'autre procédé : en effet, toutes les rugosités postérieures, qui résultent de l'assemblage de calliodontes isolées, disparaissent en ajoutant un bandeau. Enfin la plaque horizontale, suppléant au manque de talon, forme une assise qui étant polie soigneusement, rend la machine à la fois utile et agréable.

Les nombreux succès obtenus chaque jour à Paris par MM. Fonzi, Pernet, Desforges, et beaucoup d'autres artistes industrieux, attestent combien les calliodontes sont préférables à toutes les autres espèces de dents factices : cependant elles laisseraient encore beaucoup à désirer si l'on se contentait de les employer d'après l'une des deux manières que je viens d'indiquer ; car ainsi les gencives n'étant pas feintes, les dents présenteraient dans un nombre infini de circonstances une longueur fort désagréable et même ridicule, à laquelle, je le répète, on ne peut parer que par la simulation de l'organe charnu qui s'est affaissé.

ARTICLE III.

Combinaison des systèmes précédens pour exécuter des pièces en série continue.

J'AI rendu compte de ce qui a été fait par trois Auteurs laborieux, afin d'imiter nos dents au moyen de substances vitrifiables : mais après avoir pesé les avantages et les défauts du système de chacun, j'appelerai l'attention sur un genre de travail dont je tire de grands avantages, et qui n'est que la combinaison des leurs.

Nous savons qu'en suivant celui de M. de Chemant, on peut imiter les festons et la nuance des gencives. Mais nous avons aussi remarqué que *les produits* de cet auteur sont opaques, et manquent de cette demi-transparence et de ce ton *osseux nacré* qui donnent tant de mérite aux dents naturelles.

D'un autre côté M. Fonzi, inventeur des dents terro-métalliques, fut lui-même le premier qui en sentît les défauts ; il chercha aussi-tôt les moyens de les effacer, en faisant rapporter sur ses dentiers de l'émail de bijoutier, coloré de fond, ou peint après coup. Cette idée m'ayant également séduit, je m'occupai d'en tirer parti en 1815; mais toutes les feintes gencives de cette sorte, quoique faites par d'habiles émailleurs, aussi bien que celles que j'ai exécutées moi-même, se sont noircies, altérées et écaillées en fort peu de tems. Ainsi donc, nous devons bannir l'émail des bijoutiers d'autant mieux qu'étant beaucoup moins dur que la porcelaine, il ne présente pas assez de consistance pour résister à la pression à laquelle il est nécessairement soumis; c'est pourquoi il se brise avec facilité, ce qui peut n'être pas sans danger pour le client qui en avalerait.

Cependant la beauté reconnue des calliodontes devant nous les faire préférer à toute autre composition, il restait un problème fort intéressant à éclaircir, et qui consistait à trouver le moyen de faire des dentiers qui fussent *ornés de gencives* ainsi que ceux de M. de Chemant, et dont les dents eussent *la demi-transparence* qui distingue ceux qui sont faits d'après M. *Fonzi*. Je pense l'avoir résolu, et c'est ce qui fait le sujet de cet article.

§. 1. J'implantai d'abord des calliodontes dans de la pâte de porcelaine tendre de *Sèvres*. Je ne mentionne ce moyen que parce qu'il fut le premier que je mis en usage; mais la difficulté de m'en procurer, jointe à la répugnance que j'éprouvais de me servir d'une matière qui renfermant de *l'arsenic*, pouvait devenir dangereuse, si par hasard elle ne se trouvait pas suffisamment vitrifiée, et de plus le désagrément de n'y pouvoir ficher des *crampons* et des *anses* d'assemblage, parce qu'ils s'y fondaient ou s'aigrissaient, me déterminèrent à chercher un mélange qui, en se semi-vitrifiant à un feu moindre que celui des fabriques de porcelaine dure, eut cependant une grande résistance.

Les ouvrages de *Romé de Lille*, de *Wedwood*, du *Comte de Milly*, etc., me guidèrent dans mes recherches.

La lecture que j'en fis m'ayant appris que la porcelaine de la *Chine*, celle de *France* ou de *Saxe*, et autres, sont composées de *kaolin*, sorte de terre légèrement jaune et infusible, de *fieldspath*, espèce de caillou très-blanc et transparent, et enfin de *mica* ou de *gyps* (plâtre crystallisé), je remarquai que l'un de ces derniers servait de fondant aux autres, et que plus la proportion en était grande, plus la porcelaine était facilement vitrifiée. Dès-lors j'imaginai d'ajouter à la pâte ordinaire des fabriques, une dose de *gyps* ou de *mica* capable d'en augmenter la fusibilité, au point qu'elle pût être cuite dans le fourneau à courant d'air dont le dessin est joint à ce Traité.

Le composé suivant remplit toutes les conditions nécessaires :

Pâte de porcelaine. . sept parties.
Gyps calciné. (1) . une partie.
Sable blanc. . . . un vingtième de la masse.
Tel oxide qu'on voudra 150 gram. par kilo.
Broyez parfaitement.

Ayant obtenu le résultat que je cherchais, j'en fais l'application ainsi que je vais le dire : confiant d'ailleurs au génie de l'artiste la variété des moyens d'exécution.

§. 2. *Placage minéral* (*fig.* 83). Je me sers de calliodontes très-minces et sans crampons, mais qui sont cuites au feu de porcelaine. Je les taille en forme de dents sur la meule de grès; ainsi c'est une sorte de marquetterie. Lorsque je veux faire un dentier avec gencives, je prends de la pâte ci-dessus, je la pose sur le modèle et l'y laisse sécher; après quoi j'entaille sur le devant, des petits enfoncemens dans lesquels je rapporte les placages que j'y colle avec un peu d'eau gommée; je les *sertis*

(1) Plus on ajoutera de gyps, plus on rendra la pâte fusible.

d'un petit bourrelet de pâte que je sculpte en imitant les festons des gencives ; puis je mets une légère couche de couverte des porcelainiers, également attendrie avec le gyps, et quelquefois un peu de crystal du Mont-Cénis.

Ces placages se réunissent à la base avec tant de solidité, qu'après la cuisson, la percussion peut bien briser le tout, mais non pas séparer l'une des autres.

Il est bon d'assurer la solidité des pièces un peu considérables, en plaçant avant la cuisson une *barre* ou *ame* de platine, qui en parcourt toute l'etendue, ce qui empêcherait les pièces de tomber en morceaux, si elles se cassaient au four, et ce qui en faciliterait la réunion au moyen d'émail et d'un nouveau coup de feu. Enfin, si une ou plusieurs dents rapportées se dérangeaient, il serait facile de les enlever entièrement à la roue de lapidaire, et d'en substituer d'autres. Au reste, on prévoit et on évite cet accident en soutenant les pièces, ainsi que le font les artistes en porcelaine, qui exécutent des travaux d'une délicatesse infiniment plus grande que ceux des dentistes.

§. 2. *Feintes gencives rapportées et formant base* (*fig.* 84). Si les calliodontes ont été enfilées et soudées avec l'or fin à une traverse de platine, on peut rapporter en dessus, une certaine quantité de la composition indiquée dans le paragraphe précédent, de manière à en confectionner une base dont l'épaisseur, la largeur et l'élévation seront artistement calculées. Ainsi on aura une imitation parfaite du genre de travail de M. de Chemant, avec l'espèce de dents minérales qui, jusqu'ici est reconnue comme imitant le mieux la nature.

J'use très-fréquemment de ce procédé pour confectionner des pièces destinées à la mâchoire inférieure. Lorsque je prévois avoir besoin d'y placer des ligatures, je ménage des trous. Quand j'ai l'intention d'y souder quelques pièces métalliques, j'enfonce des crampons d'attente dans les lieux propices.

§. 3. *Feintes gencives rapportées entre une assise métallique et des calliodontes* (*fig.* 85). Ai-je monté un dentier sur une plaque, j'applique de la pâte ci-dessus en arrière des dents ainsi que dans leurs interstices, de manière à former seulement en avant des pointes de gencives, et un plan incliné en arrière. Lorsqu'il existe un grand affaissement alvéolaire, on soude d'abord des pivots à une plaque estampée; puis toutes les dents étant taillées d'après les dimensions qui conviennent, on les y enfile par la petite anse qui est fixée en arrière,

ayant

ayant soin que le bord masticateur soit d'accord avec la denture opposée : après quoi on y fait couler de la soudure (*fig*. 86). On essaye sur la bouche ; on corrige les défauts, ce qui devient fort aisé, puisqu'il ne s'agit que de courber les pivots pour faire prendre aux dents la pente que l'on désire ; or, je dirai en passant, que ceci est fort avantageux. Ensuite on soude une *âme* ou barre circulaire qui, en les maintenant dans leurs écartemens respectifs, donne une solidité surprenante à l'ensemble : enfin on garnit de terre le vide qui existe entre le bord arrondi de chaque dent et la plaque. On fait cuire ces diverses pièces avant d'y mettre l'émail, parce que toujours il se fait des fentes dans plusieurs endroits : mais on les bouche avec de nouvelle terre. Enfin l'armature peut être extrêmement mince, et par conséquent sera plus légère dans les pièces de grande étendue et devant avoir peu de hauteur ; surtout encore lorsqu'il reste quelques bonnes dents, attendu qu'elles doivent toujours être ménagées dans l'intérêt des cliens. La pâte que l'on place dans les interstices s'y aglutine et en fait un tout solide, donnant beaucoup de grace au travail.

Au résumé, on voit que par l'addition d'un fondant minéral, on rend la matière de la porcelaine beaucoup plus fusible que celle de nos fabriques. Les dentistes peuvent donc tirer parti de cette connaissance tant pour cuire chez eux, que pour imiter les gencives. Dans ce dernier cas, les calliodontes qui auraient été vitrifiées au feu des manufacturiers, n'éprouveront point d'altération à celui qu'ils devront employer dans leurs fourneaux.

Enfin, avec la pâte de porcelaine attendrie et préparée ainsi que je l'ai dit, et à laquelle on fait des additions étudiées d'oxides, on peut faire des dentiers à la manière de M. de Chemant; et ils ont l'avantage d'être transparens. J'emploie ce moyen sur-tout lorsque je dois établir des pièces de *molaires* seulement. Cette préparation supporte parfaitement bien le coup de feu de la lampe, et ne s'y éclate pas plus que les calliodontes elles-mêmes.

§. 4. *Application de la couleur de gencives.* J'ai déjà enseigné la manière de peindre en gencives sur la couverte, d'après le procédé employé par M. de Chemant : mais l'expérience m'ayant appris que le frottement des lèvres, ainsi que le mucus buccal ternissent d'abord, puis détruisent peu-à-peu la couleur posée superficiellement, j'eus recours au procédé suivant : je fis cuire la pièce en *biscuit*, c'est-à-dire, sans y mettre de *couverte :* alors je la peignis et je fis vitrifier la peinture. Elle était mate en sortant de la *moufle ;* mais je lui donnai le brillant en la recouvrant avec un *glacé* fait de crystal du *Mont-Cénis*, que je fis fuser également. La salive n'ayant plus d'action directe sur la couleur, je me serais contenté de ce procédé, s'il n'eût nécessité plusieurs coups de feu, et beaucoup de tems : en conséquence, j'y ai substitué le suivant.

Je fais d'abord cuire la base; s'il s'y est formé des crevasses, je les bouche avec de la terre un peu plus tendre que la première, et cette fois je pose une couverte (1) dont la fusibilité est calculée sur le dégré de feu qu'exige la semi-vitrification de celle-ci. J'y incorpore une petite quantité de *muriate d'or*. Je place au four, et je fais cesser le feu aussi-tôt que j'ai obtenu la nuance que je désire : car il est essentiel de ne pas oublier que plus les pièces restent soumises à son action, moins la couleur est foncée.

§. 5. *Combinaison de feintes gencives minérales avec des dents humaines.* Voici un

(1) Celle de porcelaine convient, en y mélangeant jusqu'à moitié de gyps calciné et un peu de minium.

très-joli travail qui peut être employé toutes les fois que les dentiers ont peu de longueur, ou même qu'ils en ont une assez grande, mais qu'il existe un affaissement alvéolaire très-prononcé.

Je fais une base terreuse de toute l'étendue de la brèche; je place au centre une *âme* de platine; j'ajoute à chaque extrémité la quantité de terre nécessaire pour que le retrait puisse s'opérer. Je taille autant de dents humaines que je le juge convenable, et je les incruste librement sur cette base; dans le centre de chaque entaille je pratique un trou. Enfin je sculpte en forme de molaires les parties les plus reculées de la masse, qui, ne pouvant être aperçues, n'ont pas besoin d'être aussi soignées.

Je place au fourneau: la cuisson étant opérée, je mets une couverte couleur paille sur les parties qui figurent quelques dents, et une violette-rose sur celle qui doit feindre la gencive. Ensuite je présente chaque dent humaine dans l'arcade qui lui est destinée; je l'y ajuste parfaitement, et après y avoir fixé un pivot à vis, je la rive adroitement.

Il n'est pas de travail qui offre un coup-d'œil aussi agréable que celui-ci; il est très-durable, sur-tout si on en fait l'application à la mâchoire inférieure, attendu que les dents antérieures de la mandibule, étant d'un petit volume, et possédant beaucoup d'émail, sont les moins susceptibles de se décomposer.

§. 6. *Addition de gencives d'hippopotame aux calliodontes.* Terminons cet article en faisant part d'un genre de travail qui consiste à faire l'inverse de celui dont je viens de parler, c'est-à-dire, que l'on employe des dents terro-métalliques sur une gencive d'hippopotame. Les dentistes des provinces trouveront plus particulièrement l'occasion de l'appliquer, parce qu'ils ne sont pas tous à portée d'avoir un fourneau à leur disposition, et qu'ils peuvent se procurer des calliodontes toutes faites à Paris. Ainsi donc, il est facile de souder des pivots à des dents incorruptibles à talon et de les ajuster par incrustation, sur une base osseuse, qui étant teinte, ainsi que je l'ai enseigné, imitera parfaitement la nature : on les rivera en les posant alternativement sur un morceau de plomb creusé en V, de manière à ce qu'elles se trouvent exactement appuyées dans tous les points : cette précaution étant prise, des coups de marteau même assez forts, mais adroitement dirigés, ne les feront point éclater.

On sent bien que les pièces combinées d'après ces deux façons présentent la moitié des désagrémens de celles qui sont composées entièrement de substances animales; néanmoins la dernière a sur celles qui seraient faites avec des dents humaines, l'avantage de ne point changer de couleur à la longue, et de n'avoir rien de répugnant.

Les dentiers exécutés suivant les divers procédés que je viens d'indiquer, sont d'une propreté très-grande, d'une solidité à l'épreuve de la mastication, et ils imitent parfaitement les organes naturels.

CHAPITRE V.

Dentiers de substances animales, appelés coupés ou échancrés.

Considérations générales sur les pièces dont la série est interrompue. Les dents perdues soit par carie, soit par rétraction des gencives, ne se trouvent pas toujours les unes à côté des autres : fréquemment, au contraire, on rencontre une bouche offrant plusieurs brèches séparées par quelques organes intacts et solides. Là, il est nécessaire d'appliquer des travaux en plusieurs parties, laissant entre elles des vides destinés à loger ces os. La variété de ce genre étant très-grande, nous ne pouvons que présenter un certain nombre choisi d'exemples d'après lesquels il sera aisé d'exécuter tout ce qui peut s'offrir dans la pratique. Ils diffèrent nécessairement suivant qu'ils sont pour la mâchoire supérieure ou pour l'inférieure.

On sent que la construction de cette sorte de dentiers doit encore être relative aux matières qu'on emploie ; par conséquent, nous allons, en suivant la même marche que précédemment, nous occuper d'abord des substances animales telles que l'hippopotame et les dents humaines; ensuite nous passerons aux substances terreuses; savoir, 1°. En pâte minérale d'après le système de M. de Chemant; 2°. D'après celui de M. Fonzi; 3°. D'après le mien.

A. Pour la machoire supérieure.

§. 1. *D'un seul morceau d'hippopotame émaillé* (*fig.* 87). Lorsqu'on veut en faire un travail échancré, il faut choisir une tranche dont l'arc émaillé soit le même que celui de toute la portion de la bouche sur laquelle elle doit s'étendre. Pour y réussir, on taille une carte à jouer, de la même manière que si c'était la pièce elle-même; on la découpe pour loger les dents qui sont sur le modèle, et on en aligne, avec elles, le bord convexe ou antérieur. Avec un crayon, on trace la forme de cette carte sur la rouelle d'hippopotame, ayant soin de placer les sillons qui pourraient se rencontrer à cette substance, dans les endroits qui doivent être entaillés. La râpe et la fraise du *tour* sont les *agens* qui conviennent pour cette ébauche qui, étant exécutée, facilitera l'incrustation à l'échoppe. Quant à la manière de la terminer, elle est la même que si la pièce n'était pas interrompue.

Ce travail étant fini, est très-propre : mais il présente un inconvénient qui souvent y fait renoncer ; c'est d'avoir beaucoup d'épaisseur ainsi qu'une saillie quelquefois gênante : car la solidité doit encore en être fort grande après qu'on a eu pratiqué autant de coupures qu'il y avait de dents à loger. Cette condition étant de rigueur, empêche l'artiste de lui donner toute la délicatesse désirable ; par conséquent il me semble devoir être restreint aux cas dans lesquels les gencives sont très-affaissées : parce qu'alors il est facile de laisser exister un certain volume de matière, tant pour remplir le vide qui en est résulté, que pour soutenir les dents déchaussées, et en arrêter la chute : mais afin d'obtenir cet avantage, et que la pièce elle-même ne contribue pas à les faire tomber, il faut que les angles en soient arrondis de manière à ne pas comprimer les parties molles.

A moins donc que cette sorte de pièce puisse ne pas embarrasser la bouche, même en lui accordant une bonne épaisseur, on ne doit pas l'employer ; parce que si elle est mince, le moindre effort la brise avec d'autant plus de facilité, que le fil de l'os se trouve nécessairement placé perpendiculairement.

§. 2. *En plusieurs morceaux d'hippopotame émaillé* (*fig.* 88). On a généralement observé que la langue a de la peine à s'habituer à la présence des pièces dont je viens de parler, ainsi quand il n'y a point d'affaissement des gencives ou qu'il est peu sensible, nous aurons recours à un autre procédé. Il consiste à faire autant de morceaux isolés qu'il y a de brèches; ils auront une telle disposition qu'à chacun on aura ménagé deux *éperons* minces, lesquels passeront un peu derrière les dents restantes. Un trou d'un tiers de ligne de diamètre s'ouvrira aux extrémités de ces *éperons*, et aura une direction telle qu'il gagnera le centre de la pièce. Une cheville courbée en arc et dont les deux extrémités seront à vis, sera introduite dans chaque trou afin de pouvoir réunir les morceaux les uns aux autres. Cependant, avec le tems, l'humidité ne manquerait pas de permettre un mouvement de relation, or on le prévient en embrochant perpendiculairement les chevilles avec une petite goupille. Comme dans ce travail les arcs qui passent d'une pièce à l'autre, ne peuvent être que d'une médiocre grosseur, il est bon de se servir d'or à dix-huit *karats*, comme étant le métal qui offre le plus de résistance. Au reste, quoique ce procédé soit bon, il est peu d'artistes qui en fassent usage : j'ai plus souvent rencontré celui que je vais décrire.

§. 3. *À plaquettes réunies au moyen d'une traverse* (*fig.* 89). On soude à une barre autant de plaquettes horizontales qu'il y a de brèches, et on y fixe à goupilles des pièces préparées de telle sorte, que la partie émaillée touche la gencive et cache l'armature. Les plaquettes peuvent aussi être faites en forme de <, de manière à ce que le talon de chaque pièce s'y enchasse ; ainsi elles forment un angle au sommet duquel la traverse est soudée.

Ce moyen et le précédent seraient excellens, s'ils n'avaient l'inconvénient de donner prise à l'humidité, qui pénétrant à la longue entre l'armature et l'hippopotame, décompose celui-ci et altère la fraîcheur de l'haleine.

B. Pour la machoire inférieure.

§. 1. *D'une seule masse d'hippopotame non émaillé.* J'ai peu de choses à ajouter à ce qui a été dit précédemment; seulement il est essentiel de bien enclaver les dents restantes, ainsi que le côté lingual des gencives, dans la hauteur de deux ou trois lignes. Il faut que la partie emboîtante les contienne solidement et suive la pente des parties, sans quoi la langue pouvant s'introduire en dessous, lève la pièce et la culbute. Cette incrustation demandant une exactitude parfaite, a besoin d'être terminée sur la bouche.

Cette sorte de combinaison ne doit être mise en usage que dans les dentiers d'une grande étendue, par exemple, lorsque les molaires seulement sont perdues; attendu que l'hippopotame sans émail ferait un mauvais effet antérieurement. Au reste ces pièces sont fort solides et n'ont d'autre inconvénient qu'un peu trop d'épaisseur.

§. 2. *De plusieurs morceaux* (*fig.* 90). Lorsqu'on veut faire usage de pièces émaillées, on les prépare pour chaque emplacement en leur donnant une hauteur convenable. Quant à la manière de les réunir solidement, on se sert d'une traverse dont on applatit les extrémités, ou bien à laquelle on soude des espèces de petits *trèfles* dont chaque feuille sera percée d'un trou, afin d'admettre une goupille ou un rivet. Pour faire un ouvrage propre, on *incruste* dans chaque pièce la place de ces *trèfles* de manière à ce qu'ils l'affleurent parfaitement.

Au lieu de trèfles incrustés, on peut se contenter de souder des plaquettes aux extrémités de la traverse, elles servent au même usage. On les cloue simplement contre la face linguale des dentiers (*fig.* 91). Mais cette ancienne manière de les réunir est bien moins agréable que celle dont je viens de donner la description.

ARTICLE II.

Dentiers échancrés, en dents humaines.

A. Pour la machoire supérieure.

§. 1. *A Plaquettes réunies* (*fig.* 92). Les pièces décrites ci-avant sont exécutables en dents humaines; mais, attendu que celles-ci méritent un soin plus grand, il est préférable de réunir les plaquettes au moyen de petits arcs passant de l'une à l'autre, qui y soient soudés.

§. 2. *A plaque estampée* (*fig.* 93). On peut faire usage de celle-ci que l'on fabrique assez grande en tous sens pour y pouvoir pratiquer des échancrures capables de loger les dents de la personne, et comme les endroits entaillés deviennent nécessairement les plus étroits et par conséquent les plus faibles, on évite qu'ils ne se rompent ou ne ployent en y soudant un fil de métal capable de rendre en épaisseur ce que l'on a ôté en largeur. Par ce moyen l'armature acquiert une grande résistance et beaucoup de solidité. Au reste, c'est ici l'occasion d'employer le doublé de platine que j'ai indiqué à l'article des métaux.

B. Pour la machoire inférieure.

§. 1. *A plaques réunies* (*fig.* 94). Il faut

estamper une plaque pour chaque brêche, de manière à ce qu'elle descende un peu en dedans de la bouche, afin de suivre la pente des gencives. Ensuite on contourne une traverse faite avec un fil demi-rond et fort; puis on le soude d'abord sur la plaque médiane (1) avec le soin de tourner la face arrondie vers la langue. On relève cette barre en lui faisant faire ceci ⌐⌐‾‾‾⌐⌐ en arrière des dents restantes, afin qu'elle ne touche pas aux gencives, et que même, si la pièce vient à se fouler, elle ne soit point une cause de déchaussement pour les organes existans. Cela étant fait, on soude chaque plaque latérale après l'avoir liée à la traverse avec du fil de fer, et on les ajuste ainsi toutes sur le modèle. On unit à la lime, et l'on rapporte les dents à nud sur cette armature, au moyen de pivots ou de goupilles.

Ce genre de construction ne convient que si les dents restantes ne sont pas allongées, par exemple, chez les jeunes gens de bonne constitution : mais dans le cas où les gencives sont très-retirées, le procédé suivant doit être préféré.

§. 2. *A plaque unique en gouttière.* Faites, ainsi que j'ai dit pour la mâchoire supérieure, une plaque estampée et échancrée de manière

---

(1) Supposant qu'il y ait trois brèches à boucher.

à loger les dents séparées par des brèches. Essayez cette *gouttière* sur la bouche ; incrustez dessus autant de morceaux d'hippopotame non émaillé qu'il est nécessaire, et sur ceux-ci, rapportez des dents humaines par *sertissure.*

Quelquefois on se contente de mettre celles-ci sur la pièce antérieure, tandis qu'on laisse en hippopotame celles qui ne sont point susceptibles d'être aperçues.

Ce dernier travail étant poli et bien exécuté, est fort joli : mais il n'est guère applicable que sur les sujets qui déjà ont porté des dentiers, parce que les plaques posées ainsi sur la mâchoire inférieure fatiguent singulièrement les gencives.

Remarques. En terminant ce qui a rapport à la construction des pièces de dents de substances animales, nous devons rappeler qu'elles sont très-attaquables par les fluides de la bouche, ce qui fait qu'il s'y forme à la longue des cavités dans lesquelles séjournent des alimens qui s'y putréfient bientôt. En conséquence il faut s'occuper de les boucher au moyen d'un corps sur lequel la salive n'ait guère d'action. Le soufre allié à une petite quantité de sable tamisé remplit merveilleusement l'attente de l'artiste ; mais, afin qu'il s'aglutine aux dentiers, il faut qu'ils aient été séchés auparavant, et même légèrement échauffés sur la cendre. Cela étant fait, on laisse dégoutter l'amalgame préalablement fondu, dans tous les trous que l'on veut boucher, et s'il se fige trop promptement, on achève de le faire pénétrer, à l'aide d'un petit fer chaud.

Depuis huit à dix ans que l'idée me vint d'user de ce moyen, je m'en sers toujours avec le même succès, pour empêcher que les alimens ne séjournent dans les enfoncemens qui résultent de l'altération des dents ou de l'hippopotame.

Enfin, comme rien de ce qui est utile pour dissimuler l'application des instrumens de la prothèse ne doit être négligé ; voici ce qu'il est bon de faire lorsqu'on vient de poser un dentier en substances animales, lesquelles sont toujours beaucoup trop blanches de prime abord.

Dissolvez de la résine dans de l'esprit-de-vin, joignez-y un peu de bleu de cobalt ou azur, et avec un pinceau étendez-en une légère couche sur les dentiers. La salive sera plusieurs jours à enlever ce masque, et pendant ce tems la pièce aura perdu l'éclat qui la rendait choquante à l'instant où elle venait d'être placée (1).

---

(1) Ricci, qui m'avait enseigné ce moyen, m'a dit l'avoir appris de M. Dubois.

CHAPITRE VI.

CHAPITRE VI.

Dentiers échancrés, en substances minérales.

§. 1. D'APRÈS *M. de Chemant.* Faisant les pièces supérieures avec de larges bases, cet auteur embrasse les dents restantes dans des échancrures convenables : mais tous les défauts que nous avons fait remarquer en parlant des dentiers d'hippopotame, faits d'après cette méthode, se reproduisent ici ; car les substances vitrifiées étant naturellement très-casuelles, doivent être fort épaisses afin de résister à la pression qu'exercent les mâchoires : donc le moyen de fabriquer des dentiers coupés d'une seule pièce, doit être rejeté dans le plus grand nombre de cas. Ceux d'en-bas sur-tout seraient insupportables et d'une excessive fragilité. Ces raisons ont conduit M. de Chemant lui-même à faire des morceaux isolés pour chaque brèche, et à l'aide des trous qu'il y pratique avant la cuisson, il les assemble avec des goupilles et une traverse courant le long des gencives en dedans de la bouche, ainsi que nous l'avons indiqué précédemment.

§. 2. *A la manière de M. Fonzi* (*fig.* 95).

En montant des calliodontes ainsi que celui-ci l'a pratiqué le premier, il est très-aisé de confectionner des pièces coupées, puisque l'on peut faire décrire à la barre qui les enfile, autant d'arcs rentrans qu'il y a d'organes à enclaver. Cependant cette armature est d'une flexibilité si grande, qu'à moins de la doubler ou de fondre dessus de l'or à 18 karats, elle est susceptible de se fausser par la moindre pression.

Enfin les calliodontes qui ne présentent point d'assise ou talon sont sujettes à s'enfoncer dans les gencives et à les rendre douloureuses; c'est pour cette raison que toutes les pièces d'une certaine étendue doivent être fabriquées avec des plaques estampées pour emboîter convenablement les gencives, et échancrées pour loger les dents : ensuite on y rapporte les calliodontes, ainsi que nous l'avons enseigné ailleurs.

Quoiqu'il soit par fois difficile de choisir un moyen autre que celui-ci pour monter les calliodontes ou les dents humaines; néanmoins, puisque nous n'ignorons pas que les pièces qui reposent sur la mâchoire diacranienne sont susceptibles de se fouler et de blesser; il est bon de se ménager la faculté de pouvoir buriner les *bases* dans les endroits qui comprimeraient trop. Or, si elles sont garnies de plaques, celles-ci ont trop peu d'épaisseur pour supporter d'être creusées.

L'une et l'autre façon dont je viens de parler, ne peut donc convenir dans tous les cas, et dans le plus grand nombre, elles seront avantageusement remplacées par celles qui vont suivre.

ARTICLE II.

Pièces coupées d'après moi.

Il ne me reste, pour completter ce chapitre, qu'à décrire les procédés dont je fais usage pour établir des pièces qui n'ont pas les inconvéniens que j'ai signalés ci-avant.

§. 1. *Pour les dentiers supérieurs* (*fig.* 96). Je monte des calliodontes à pivots soudés sur une plaque échancrée afin d'intercaler les dents qui restent à la bouche : après l'avoir essayée, et corrigée, si besoin est, je soude avec l'or une barre sinueuse qui en bordant les échancrures, fortifie la plaque affoiblie en ces endroits : ce gros fil que j'ai appelé AME, se prolonge transversalement derrière tous les pivots, à chacun desquels il est également soudé : il en maintient les écartemens et ne permet à aucune dent de remuer. Ensuite je garnis le vide qui existe entre la plaque et les dents, avec de la terre de porcelaine attendrie comme je l'ai enseigné, et je soumets la pièce au réverbérateur.

Il se fait toujours des fentes à cause du retrait; mais je les bouche avec de la composition un peu plus fusible, que je fais cuire également.

§. 2. *Pour les dentiers inférieurs* (*fig.* 97 et 98) je suis une autre marche. J'en fabrique les molaires avec de la porcelaine préparée à cet effet; ayant soin d'incruster des placages de la nuance convenable dans les endroits susceptibles d'être aperçus en riant. Lorsqu'il y a une pièce antérieure, je la compose de calliodontes que j'enfile et soude à une traverse de platine, et dont je garnis les interstices avec de la composition. Enfin à la face linguale de chaque morceau, je pratique une coulisse horizontale; j'y fixe deux ou trois petits crampons perdus, surmontés d'anses en platine. Tout étant ainsi disposé, je mets au fourneau; la demi-vitrification étant opérée, je présente les pièces isolément sur le modèle, j'en corrige tous les défauts avec les meules et le sable. Ensuite je les rassemble au moyen d'une traverse que je passe dans les anses. Avant de continuer le travail, je vérifie sur la bouche même si les distances ont été exactement gardées: alors je soude la traverse aux crampons avec de l'or fin; puis, ayant encore essayé, afin d'être certain qu'il n'y a rien de dérangé, je fortifie la barre en la doublant ou la triplant avec du platine. Après cela, j'applique la couverte.

L'or fin seulement peut servir de soudure dans cet assemblage; attendu que la grande chaleur à laquelle il doit être soumis pendant la vitrification du vernis, ferait oxider celui dans lequel entrerait la moindre quantité d'alliage: car, lorsqu'il contient du cuivre, il se transforme en un verre couleur d'émeraude qui ressemble tellement au vert-de-gris, que le client le prend pour tel, et s'en inquiète.

Remarques. On voit que le système du dentier inférieur diffère essentiellement de celui que j'adopte pour le supérieur. La raison en est facile à saisir; une plaque mince et d'une largeur proportionnée à l'emplacement, remplit le but que l'on se propose pour ce dernier. La langue s'habitue à un corps qui n'en gêne point les mouvemens, parce qu'il ne diminue point la capacité de la cavité buccale. Mais les mêmes motifs ne se présentent point pour le dentier diacranien. L'assise n'a pas besoin d'en être aussi large, il peut donc avoir une épaisseur raisonnable, sans que l'articulation des mots en souffre la moindre atteinte: par conséquent, des masses terreuses sont employables, d'autant mieux qu'elles offrent la ressource de pouvoir être creusées dans les endroits où elles comprimeraient trop les parties sur lesquelles elles seraient posées.

Terminons en faisant observer que dans certaines circonstances, l'artiste pourra user de dents terro-métalliques antérieurement, et composer le reste du dentier avec des pièces d'hippopotame : ou bien, si le client préférait avoir des dents humaines antérieurement, il serait toujours bon, afin de diminuer la quantité des matières altérables, de fabriquer des masses de porcelaines pour servir de molaires.

CHAPITRE VII.

Des Dentures.

CONSIDÉRATIONS GÉNÉRALES.

AFIN de distinguer les pièces de la prothèse que je vais examiner dans ce chapitre, d'avec celles dont j'ai parlé précédemment, je les désignerai sous le nom de *dentures*.

J'appelerai *simple* et *régulière* une denture qui étant seulement posée sur la mandibule, est susceptible de s'y maintenir fixe par son propre poids.

La denture *composée régulière* sera celle dont les dents en série continue formeront une pièce qui s'appuyant contre la mâchoire cranienne, ne sera susceptible d'y être maintenue qu'au moyen de MOTEURS élastiques, prenant leur point d'*appui* soit sur une autre denture factice, soit sur une machine embrassant celle du client et qui par conséquent sera construite dans l'unique dessein de leur donner insertion.

Enfin par le nom de denture *irrégulière*, j'entendrai celle dans laquelle seront intercalées un plus ou moins grand nombre d'organes restants à la personne. On conçoit, d'après cela, que l'assemblage de deux dentures au moyen de ressorts, forme une machine qui peut être composée d'une pièce supérieure en série continue; tandis que l'inférieure pourrait être fort irrégulière, *et vice versâ.*

Si quelquefois ces sortes de travaux ne sont, à proprement parler, que des pièces rentrant dans l'une des séries que j'ai décrites sous le nom de dentiers: bien plus fréquemment, la combinaison en est fort compliquée, car elle diffère sur presque tous les individus. En effet, celui qui a perdu les dents d'une mâchoire, les a quelquefois toutes à celle qui est opposée : un autre en a encore plusieurs à chacune : enfin il y a des gens à qui il n'en reste pas une seule.

Il n'est pas impossible, mais il serait trop long d'établir toutes les variétés qu'offre la pratique; cependant, pouvant les réduire à quelques principales, nous les considérerons sous un point de vue suffisant pour que tout artiste intelligent puisse facilement remplir les lacunes que présenteront toujours, à ce sujet, les traités de la nature de celui-ci.

Pour que la machine dont il est question puisse être mue convenablement, il faut que toutes les parties qui la composent soient dans des rapports exacts. Or, rappelons qu'il a été dit dans un autre article, que la chute des dents s'étant effectuée, les bords alvéolaires se roulent: savoir, le cranien de dehors en dedans, ce qui rétrécit singulièrement le palais: et le diacranien de dedans en dehors, ce qui agrandit le diamètre transversal de la mâchoire inférieure, d'où il résulte que l'harmonie d'étendue est entièrement rompue (*V. fig.* 99).

En supposant donc que les mâchoires soient tout-à-fait démeublées, et qu'il faille réparer la perte de substance de chacune, on sera obligé de fabriquer la pièce supérieure de manière à ce que les dents divergent, tandis qu'à l'inférieure elles devront converger vers la ligne médiane. Si on ne se conforme pas à cette règle, et que l'on fabrique l'une et l'autre denture, s'en rapportant uniquement aux arcs sur lesquels elles reposeront : l'inférieure sera beaucoup plus spacieuse que la supérieure.

La *fig.* 99 * donnera une idée exacte de ce que je désire faire comprendre sur ce sujet aux jeunes praticiens. Elle démontrera que bien que la base de chaque pièce décrive un cercle très-différent, néanmoins, celui qu'affectent les surfaces triturantes des dents doit être absolument semblable: sans cette condition, les deux parties de la mâchoire se croiseraient de la même manière que le font des branches de ciseaux. Une autre condition moins importante, mais cependant essentielle, c'est que les organes soient taillés de façon que tous les milieux des supérieurs répondent aux séparations des inférieurs; car la sage nature ayant voulu qu'une seule dent frappât sur deux, nous devons la suivre dans ce principe comme dans tant d'autres.

ARTICLE II.

Exécution de la Denture simple régulière, appelée volante.

CELLE-CI est la seule qui puisse être appelée *simple*, et on sent aisément qu'il n'y a que la mâchoire diacranienne qui soit susceptible d'en être garnie; parce qu'une pièce sans attaches latérales et sans *moteurs* mécaniques, ne peut se tenir en place qu'autant qu'elle repose sur un plan dont elle n'a qu'à suivre l'impulsion. Elle n'y *adhérera* donc qu'en raison de son poids et de la quantité de points avec lesquels elle sera en contact : c'est précisément ce qui a lieu ici; la machine ne se maintient fixe que par l'enchassement du bord alvéolaire, dans une gouttière pratiquée à la base, et à l'aide de la contraction des lèvres et des joues.

La seule difficulté que présente l'exécution de ce travail, consiste dans l'accord qui doit exister entre lui et les dents restantes au client : or, on ne peut la vaincre qu'au moyen d'un modèle de rapports soigneusement obtenu.

A. En substances animales.

§. 1. *En Hippopotame*. On pourra assembler plusieurs morceaux émaillés de cette substance, soit à l'aide de chevilles, soit sur une plaque estampée : ou bien on taillera la pièce dans une rouelle assez étendue, qui toutefois n'aura de solidité qu'en raison du peu de profondeur de la séparation des dents, à moins que le travail ne présente une certaine épaisseur. Si ces conditions ne peuvent être remplies, il est de rigueur de ne faire usage que de pièces osseuses, dont le fil puisse être placé horizontalement.

L'ébauche étant essayée, et la ligne médiane tracée sur la bouche, le dentiste divisera les dents convenablement : il les taillera provisoirement, et en réglera la hauteur d'après le modèle de rapports. Cela étant exécuté, il essayera de nouveau ; puis faisant mouvoir la mâchoire diacranienne, il marquera avec un crayon ou avec de la peinture tous les endroits qui étant touchés par la denture antagoniste, demandent à être creusés. On enlève à la rape ou à l'*échoppe* tout ce qui empêche chaque dent de frapper convenablement, après quoi on achève de sculpter et de polir.

§. 1. *En Dents humaines.* A. Quelquefois on peut monter ces organes sur une simple plaque estampée d'or ou de platine, dont l'épaisseur est telle que le travail ne puisse ployer ou se fausser pendant la mastication: et afin que cet accident n'arrive pas, il est avantageux de se servir du *doublé* de platine dont j'ai parlé à l'article des métaux.

B. Le cas étant rare, dans lequel il existe assez peu d'affaissement pour devoir asseoir ainsi les dents à nud sur une armature, il est bien plus fréquent de pouvoir faire un travail orné de gencives factices super-posées à une plaque estampée. Dans l'une et l'autre circonstance la pièce sera présentée sur la bouche avant d'y river les dents, afin d'en régler la direction et l'élévation suivant l'indication: car je ne saurais trop le répéter, quelque soin qu'on ait pris pour obtenir de bons modèles, ils ne sont jamais parfaitement exacts, de sorte qu'en achevant trop promptement l'ouvrage, on s'expose à être obligé de changer quelques organes.

B. En matières minérales.

§. 1. *A la manière de MM. de Chemant et Dubois.* C'est sur-tout dans la confection d'une denture simple que le genre adopté par ces auteurs, jouit de tous ses avantages : ils la modèlent et la sculptent, ainsi que je l'ai enseigné, en traitant des dentiers en série continue : ils la font cuire ; ils la corrigent à l'aide des meules, puis l'un et l'autre y mettent l'émail : mais le premier seulement y peint une feinte gencive.

§. 2. *A la manière de M. Fonzi.* C'est particulièrement pour l'espèce de pièces dont nous nous occupons, que cet artiste a imaginé de monter les calliodontes à pivots sur une assise métallique ; ensuite il garnit toutes les parties qui seraient rudes à la langue, avec des petites plaques de platine qu'il soude à force d'or ; de sorte qu'il ne reste pas la moindre niche où puissent séjourner des portions d'alimens. Quant aux molaires, elles doivent être faites de manière à ce qu'on puisse les fixer au moyen de doubles crampons enfoncés dans leurs parties latérales, ou bien elles seront percées d'un trou transversal dans lequel on passera un fil de platine, qui formera une anse dont les côtés recourbés seront soudés à la plaque. (*V. fig.* 100).

§. 3. *Par le nouveau système que j'ai présenté.* S'il y a peu de rétraction, des gencives à la mâchoire supérieure, j'estampe une plaque comme je l'ai indiqué précédemment ; j'y rapporte à l'or les pivots auxquels j'enfile les calliodontes, comme je l'ai dit aussi : j'essaye sur la bouche, avant de les fixer ; je leur donne les directions convenables ; après quoi je les soude et les soutiens postérieurement avec une traverse. Enfin j'en garnis les interstices avec de la terre attendrie ; ayant l'attention d'imiter les pointes des gencives.

S'il y a beaucoup d'affaissement, ce qui a sur-tout fréquemment lieu à la mâchoire inférieure, j'évite de me servir d'assise métallique ; j'enfile simplement et je soude à une traverse autant de calliodontes que l'emplacement en réclame, et je les garnis avec de la composition qui, après avoir été cuite, sera recouverte d'un vernis couleur de gencives.

Cette dernière façon est précieuse en ce qu'elle donne à l'artiste l'avantage de pouvoir user à la meule tous les points qui blesseraient le client.

§. 4. *A base métallique massive.* Enfin, comme il est prouvé que la pesanteur suffit à la fixité d'une denture diacranienne, il est bon de lui en accorder une très-grande, en se servant de matières qui soient naturellement fort lourdes : or, aussi-tôt qu'une personne sera bien habituée à une de celles qui aura été faite d'après un des systèmes que nous connaissons, il sera possible d'y en substituer une nouvelle, composée d'une masse de platine incrustée à l'échoppe et sur laquelle on *sertira*, soit des dents humaines, soit des calliodontes qui n'y seront cependant rapportées définitivement qu'après avoir émaillé solidement la base en couleur de gencives. L'argent fondu et moulé pourrait être substitué au platine ; cependant il est loin d'être aussi agréable que celui-ci. Quant à l'or, à 20 karats, il serait bon; mais l'objet deviendrait très-dispendieux, seulement il serait plus promptement exécuté; parce qu'on pourrait le mouler. Au reste, on sent que ce genre de travail présente toutes les conditions désirables : savoir, solidité, incorruptibilité et pesanteur, sous le plus petit volume possible.

ARTICLE III.

De la Denture composée régulière.

A. En substances animales.

§. 1. *En Hippopotame.* Cette machine se compose bien quelquefois, il est vrai, de deux pièces simples; mais elles doivent être combinées de manière à s'accorder parfaitement: ainsi l'artiste aura soin d'en terminer une d'abord, et c'est par l'inférieure qu'il vaudra mieux commencer; elle le guidera pour celle qui sera destinée à s'accoler à l'autre mâchoire.

Dans de certaines circonstances, une des deux dentures seulement, peut être garnie de gencives factices; attendu le peu d'élévation que l'on a à gagner, et alors c'est encore celle d'en bas qui en sera ornée de préférence.

Enfin l'affaissement est par fois si irrégulier, que la partie labiale de celle-ci en devra être décorée, tandis que la portion gutturale ne le sera pas; l'inverse arrivera fréquemment pour la denture opposée. Afin de reconnaître la règle qui y est à suivre en pareille occurrence, figurez-vous trois lignes horizontales et parallèles;

lèles ; la première, se confondant avec la séparation des deux dentures ; la deuxième et la troisième étant supposées à la hauteur du collet des dents : tout ce qui se trouvera au-delà sera considéré comme étant de la gencive. (*V. fig.* 101).

Quant à la combinaison de l'ensemble, la denture supérieure sera exécutée d'après les principes que nous avons établis en traitant de la fabrication des pièces applicables à cette mâchoire ; c'est-à-dire que l'assise devra en être aussi large que possible, afin qu'elle emboîte parfaitement le bord alvéolaire en s'avançant dans le palais, sans que, cependant, les mouvemens de la langue puissent en éprouver une contrariété durable, ou que l'organe du goût en soit diminué. Il est aussi de rigueur que le travail qui remeuble cette partie, soit peu volumineux : car, au lieu d'anticiper sur la capacité de la bouche, il doit tendre à la rétablir.

Toutes ces conditions étant remplies, la pièce inférieure sera laissée provisoirement un peu massive dans la partie labiale, afin d'en pouvoir, à l'aide de la lime, reculer le plan antérieur, si besoin était. En conséquence on l'essayera avant de la terminer, puis on procédera à la confection de l'autre, ayant soin que toutes les formes et les positions respectives des dents soient celles de la nature, c'est-à-dire que sur les personnes dont le menton sera *court*, on fera passer les six antérieures en avant des inférieures, tandis que les bicuspidées et les molaires tomberont à plomb les unes sur les autres. Néanmoins tous les tubercules s'engrèneront de manière à ce que les séparations ne se correspondent point : au contraire il faudra que le milieu de la conoïde supérieure tombe dans l'intervalle qui sépare la conoïde inférieure de la première bicuspidée; et toujours de même en gagnant le fond de la bouche. Il est avantageux que les dentures complettes s'étendent le plus profondément possible, parce que touchant beaucoup de points, et étant environnées de plus de parties molles, elles sont moins susceptibles de déplacement. Plus l'inférieur sera pesante, plus la base en sera large, mieux elle se maintiendra en place. Plus la supérieure sera légère, plus les ressorts pourront être doux, et moins ils exerceront de pression. Plus l'assise de celle-ci offrira d'étendue, mieux elle emboîtera les bords alvéolaires, et plus ces bords offriront de saillie, plus l'ensemble aura de fixité. Plus la pièce supérieure sera spacieuse et évidée du côté du palais, mieux le client s'habituera à la porter. Mieux les dents seront sculptées, plus la voix aura d'harmonie. Les deux dentures étant disposées de manière à ce que latéralement, l'une ne déborde pas l'autre, il faut les placer dans la bouche que l'on fait fermer aussi-tôt sur elles, pour les tenir en respect; alors avec un compas dont une branche porte un crayon, et dont on place la pointe d'acier à la jonction des incisives centrales diacraniennes, le dentiste tracera de chaque côté et en arrière des bicuspidées une portion d'arc. Il répétera cette opération sur la denture supérieure; après quoi il tirera des lignes perpendiculaires d'après l'indication géométrique. C'est sur elles, et le plus près des gencives qu'on peut, qu'il faut placer des goupilles d'attente, destinées à servir d'axes aux leviers d'un ressort à spirale, avec lequel il est toujours avantageux d'essayer le travail avant qu'il soit terminé; quel que soit d'ailleurs celui que l'on aurait l'intention d'appliquer en définitif (1).

§. 2. *En dents rapportées sur une base d'hippopotame.* Lorsqu'on a à établir une double denture de cette espèce, il faut d'abord faire les deux bases en leur accordant toute l'élévation et le contour qui seraient exigibles si on avait l'intention de confectionner des

(1) Voyez l'article *Réacteurs.*

pièces massives en hippopotame seulement: on les essaye donc avec des ressorts provisoires; on les met de la hauteur voulue; on marque la ligne médiane, et on rapporte de chaque côté des dents ornées de leur émail.

B. En matières minérales.

§. 1. *D'après M. de Chemant.* Pour les dentures faites avec la pâte indiquée par cet auteur, il est indispensable d'y percer avant la cuisson les trous qui admettront les axes des réacteurs. On ne peut donc s'en rapporter qu'aux modèles: or s'ils ne sont pas parfaitement exacts, ce qui arrive très-fréquemment, le travail qu'on aura fait d'après eux sera à recommencer entièrement, ou bien il péchera en divers points essentiels.

§. 2. *En Calliodontes.* M. Fonzi qui, le premier, a monté isolément cette sorte de dents sur des plaques en platine modelées pour chaque mâchoire, a pu éviter l'inconvénient fâcheux de décider les endroits où doivent être situés les ressorts avant d'avoir essayé son travail; il a donc eu sur le précédent l'avantage de pouvoir mettre après coup des goupilles ou des tubes qui en admettront, et à l'aide desquels on fixera les *réacteurs* où besoin est; d'où il arrive qu'en supposant qu'ils fussent mal placés d'abord, on pourrait en changer la situation suivant l'indication.

§. 3. *D'après moi* (1). La double denture en matières minérales, me semble devoir être faite d'après les principes suivans; savoir, la pièce qui reposera sur la mâchoire inférieure, autant pesante que possible, et celle qui s'appuiera contre la supérieure aussi évidée que faire se pourra. Je compose donc cette machine de deux parties dont le travail diffère essentiellement.

1°. *La pièce inférieure* est faite en calliodontes implantées dans de la pâte de porcelaine attendrie. Je pose dans les environs du point où je sais que doit s'articuler le ressort, deux ou trois petites goupilles ou des tubes dont on pressent d'avance l'usage. Je fais cuire; j'essaye sur la bouche; je corrige les défauts: je pose le vernis et le fais vitrifier.

2°. Celle-ci étant achevée, je m'occupe de la *supérieure* pour laquelle je suis d'autres procédés. Ainsi que M. Fonzi, j'imprime une plaque de platine sur un modèle métallique; je l'essaye sur la bouche: lorsqu'elle est bien exacte, j'y

(1) Pour la manipulation, revoyez le troisième article du quatrième chapitre.

applique une masse de cire ramollie au feu, laquelle s'y colle parfaitement: je laisse prendre de la consistance à cette substance; après quoi je la taille en ellipse, comme si c'était une pièce artificielle d'une hauteur approximative. Alors plaçant ensemble la pièce terminée et celle de cire, je les maintiens en position avec les doigts. Je fais fermer la bouche: j'ajoute ou je retranche de la cire, afin qu'elle touche partout, et que la masse présente l'élévation que je sais devoir lui être donnée, je marque la ligne du milieu et je laisse partir le client.

Je tire le modèle de rapports, et je substitue à la cire autant de dents qu'il en est besoin. Je les fixe à la plaque au moyen de pivots soudés à l'or fin. Je place des pointes ou des tubes comme je l'ai fait pour la pièce inférieure. J'en profite pour y river un ressort provisoire, à l'aide duquel j'essaye la machine dans cet état, et si tout va bien, je réunis en arrière tous les pivots au moyen d'une *âme*. Je garnis de composition tout ce qui doit figurer les gencives: je mets au four, et je termine le travail ainsi que je l'ai enseigné à l'article des dentiers.

Voici les avantages qu'on retire de mon système. Dans la denture composée, la pièce inférieure pèse sur les gencives, non-seulement de tout son poids, mais aussi de celui qui est représenté par la force élastique des ressorts. En conséquence, quelque bien cicatrisées que soient les parties, elles ne peuvent supporter une telle pression sans se fouler plus ou moins. Les gencives se trouvant comprimées entre le dentier et le bord alvéolaire, qui est souvent très-inégal, deviennent douloureuses et quelquefois même s'excorient en divers endroits. Il est donc essentiel de pouvoir creuser la pièce inférieure dans les différens points où elle détermine des sensations pénibles; mais le peut-on lorsqu'elle est montée sur une plaque qui s'applique à nud? Non, assurément; celle-ci une fois fabriquée ne serait altérée dans quelques lieux qu'aux dépens de la solidité du tout. Aussi l'auteur qui proposa ce genre, en ayant reconnu les désagrémens, essaya d'y parer en enduisant le métal avec une dissolution de caoutchouc: mais cette substance si réfractaire à divers menstrues chimiques, ne l'est point à l'action de la salive, qui la gonfle, la ramollit considérablement, et en rend l'emploi illusoire, dans le cas dont il s'agit. Ainsi donc, le seul moyen de remédier aux inconvéniens qui résultent du tassement, c'est de pouvoir user quelques-uns des points qui blessent, sans nuire toutefois à la valeur de l'ensemble ; or, pour la denture supérieure, il n'en est point de même que de celle dont je viens de m'occuper ; en effet, elle ne s'appuye contre les gencives que de la moitié du poids que pourraient lever les ressorts ; car celui de la pièce elle-même est nul. Par conséquent elle peut non-seulement être montée à plaque sans inconvénient ; mais même avec avantage, attendu que cette armature ayant peu d'épaisseur, ne gêne point la langue ; donc l'assise peut offrir une grande surface, sans former obstacle aux mouvemens de cet organe : aussi de nombreuses épreuves m'enhardissent à conseiller la *réunion* des systèmes ci-dessus, comme devant être préférés à ceux dont on a fait usage jusqu'ici.

Puissent les jeunes confrères en obtenir tous les avantages que j'en tire moi-même ; alors je me réjouirai d'avoir présenté une combinaison qui doit tourner tant à leur avantage qu'à celui de leurs cliens.

ARTICLE IV.

Des Dentures irrégulières.

Si, à ce qui vient d'être dit dans l'article précédent, on joint ce que j'ai rapporté dans un autre, touchant les dentiers échancrés, il est facile d'en établir les règles d'après lesquelles on peut confectionner des dentures de toute espèce. Qu'elles soient en série continue, ou bien qu'elles présentent des brèches; que la pièce supérieure seulement soit une denture, tandis que l'inférieure ne sera qu'un accessoire propre à en aider l'application; les mêmes principes devront être observés.

Ainsi qu'il en est pour les dentiers, les machines qui nous occupent, sont susceptibles d'une infinité de variétés, dépendantes des formes de la bouche, de la quantité et de la position des organes détruits: mais comme il serait fastidieux d'énumérer tous les cas qui s'offrent à l'observateur, nous nous bornerons à ceux qui sont les plus ordinaires ou les plus remarquables.

Nous avons vu que la denture diacranienne est la plus aisée à appliquer, le contraire a précisément lieu lorsqu'une pièce aussi étendue est réclamée pour la mâchoire crânienne : car celle-ci tend nécessairement à abandonner le plan contre lequel elle ne fait qu'appuyer ; de sorte qu'elle a besoin d'y être maintenue par des *agens suspenseurs*, prenant leur appui sur la mandibule qui, par une singulière bizarrerie, se trouve par fois complettement garnie de tous les petits os dont l'a gratifiée la nature. Plus il en reste, plus ils forment de brèches, plus la double denture est d'une exécution difficile : mais par compensation, plus le client est à l'aise, à cause de la fixité que procure à cette machine plusieurs dents restantes qu'on y intercale artistement.

Nous examinerons d'abord celles qui s'appliquent à la mandibule ; ensuite nous parlerons de celles qui sont destinées à l'autre mâchoire.

A. Pièces inférieures.

Dentures échancrées (*fig.* 102). Lorsqu'une personne a été privée d'une grande partie ou de la totalité des organes masticateurs supérieurs, et qu'en outre elle a perdu les molaires, ainsi qu'une ou plusieurs dents antérieures inférieures, il faut confectionner un travail propre à servir de *support médiat* à un autre : or ce ne sera, à proprement dire, qu'un grand dentier échancré, lequel remplira exactement tous les vides survenus à la denture naturelle.

La disposition de la bouche qui entraîne cette sorte de pièce est une des plus favorables, et la machine est une des plus fixes et des moins susceptibles de comprimer les gencives.

§. 2. *Les six organes antérieurs restant* (*fig.* 103). Si les molaires seulement sont absentes de chaque côté, on les remplace par des pièces convenablement incrustées ou moulées, et on peut les réunir, ainsi que l'a enseigné *Fauchard*, par deux bandeaux rivés, l'un à la face linguale, et l'autre à la face labiale des dents factices.

§. 3. *Suppression du bandeau externe.* (*fig.* 104). Ce dernier ayant présenté le désagrément de soulever la lèvre, d'en blesser le frein et enfin de laisser apercevoir l'armature, on l'a supprimée, et on assemble présentement les morceaux au moyen d'une seule barre linguale solidement rivée, ou ce qui est mieux, incrustée dans leur épaisseur.

§. 4. *Addition de stateurs en crochet* (*même fig.*). Cependant ce bandeau unique permettant à la machine de reculer, tant par l'action du ressort, dont l'insertion dans le cas duquel il s'agit, se trouve à l'extrémité antérieure de chaque pièce, que par les mouvemens de la langue, tendant sans cesse à déranger ce qui est dans le voisinage, on a obvié à ce déplacement, en soudant des crochets qui passant entre deux dents, viennent se recourber sur les conoïdes et assurent ainsi la *station* du travail.

§. 5. *Les huit dents antérieures restant* (*fig.* 105). Dans le cas mentionné ici, les pièces latérales ayant peu d'étendue, elles sont très-sujettes à s'enfoncer dans les gencives, on y rapporte donc, en outre des *stateurs*, deux petits éperons qui s'appuyent sur les bicuspidées, ou sur les molaires : mais, afin qu'ils ne gênent en rien, on entaille leur place dans l'épaisseur même et sur le devant de chaque pièce. Ils ont pour usage 1°. De soulager les parties molles en diminuant la compression, 2°. d'empêcher le tiraillement des dents par les crochets.

§. 6. *Les dix dents antérieures ou plus existant* (*fig.* 106). Lorsque les quatre bicuspidées et même la première molaire restent à la mâchoire inférieure, les pièces latérales doivent porter des *allonges* qui sont destinées à recevoir l'insertion des ressorts; en conséquence il faut y fixer extérieurement une barre applatie, qui de chacune se portera horizontalement jusqu'au-devant de la deuxième bicuspidée, lieu du centre de mouvement des *réacteurs* (1). Mais on conçoit aisément que cette espèce de levier tendra nécessairement à faire basculer la machine lorsque le ressort s'y appuyera ; donc il est indispensable d'y placer des petits éperons qui reposeront sur les bicuspidées antérieures.

Cependant ceux-ci ne suffisent pas, quand la série des quatre dents de cette sorte est intacte ; alors il faut placer une traverse courbée en forme d'anse, qui, étant soudée sur le bandeau de réunion, monte le long de leur face linguale, traverse sur la ligne de séparation des couronnes, puis redescend joindre l'allonge extérieure, justement à l'endroit où doit s'articuler le ressort, et plutôt en avant du centre de mouvement qu'en arrière : au reste, la première de ces conditions est au moins de rigueur. Enfin, sur chaque traverse, on peut rapporter deux petits éperons, ainsi qu'on le voit à la *fig.* 106 *.

Tels sont les moyens certains d'empêcher que les pièces latérales ne se foulent dans les gencives, et qu'elles ne les blessent cruellement.

---

(1) Voyez le chapitre qui traite de ces agens.

§. 7. *Lorsque les dents bicuspidées sont naturellement séparées* (*fig.* 107). Au lieu du procédé que je viens d'indiquer, il en est un qui doit quelquefois être préféré : il consiste à profiter de ce que les bicuspidées sont séparées les unes des autres. Pour souder à la barre transversale une lame verticale et antéro-postérieure, et assez large pour qu'on puisse prendre à même, deux petits éperons, à l'extrémité libre de la lame, on a soin de rapporter une rondelle destinée à l'insertion du ressort.

Ce moyen est infiniment préférable à aucun de ceux que je viens de passer en revue, en ce qu'il évite de faire usage de la barre extérieure qui peut être aperçue aisément, surtout chez les personnes dont les lèvres sont très-fendues : mais ici les éperons sont d'une indispensable nécessité ; car, s'ils étaient omis, la lame verticale s'enfoncerait dans les gencives et les couperait.

§. 8. *Toutes les dents diacraniennes existant* (*fig.* 108). *Fauchard* semble avoir été le premier qui ait exécuté un *support médiat* propre à soutenir une denture supérieure, bien que tous les organes existassent inférieurement. Le support médiat de sa pièce était une carcasse composée de deux bandeaux d'or, l'un courant en devant de toutes les dents inférieures, l'autre situé en dedans de la bouche, et réunis à leur extrémité gutturale au moyen d'une plaque en anse et recouvrant la dernière molaire.

La même machine est encore mise en usage par quelques anciens dentistes : mais, par les raisons que j'ai détaillées au paragraphe 2e, les modernes ont retranché la barre labiale, et ils ont composé un autre support comme on le voit à la *fig.* 108 *, ayant l'attention de la faire appuyer sur les dents, par deux ou trois barreaux croisés formant une sorte de grillage qui s'étend depuis les bicuspidées jusqu'au fond de la bouche. D'épaisses *rondelles* en métal ajoutées en dehors, reçoivent les axes des moteurs de la machine.

§. 9. *Travail mixte* (*fig.* 109). Si les dents inférieures manquent seulement d'un seul côté, on fait un grillage que l'on réunit à la pièce destinée à remplir le vide existant de l'autre, et il est seulement nécessaire d'ajouter des crochets d'arrêt à celle-ci.

§. 10. *Supports à encaissement* (*fig.* 110). Je terminerai l'histoire des supports médiats que l'on pose à la mâchoire inférieure, dans la seule intention d'établir un point d'appui sur lequel on puisse articuler les réacteurs qui décident *la station* de la denture supérieure, par mentionner des espèces de *caisses* qu'on applique de chaque côté de la pénultième inférieure, et qui s'étendent jusqu'au lieu d'insertion des ressorts. Cette machine est fixée à demeure aux molaires (1) : sur le devant est soudé un tube long d'une ligne environ, dans lequel pourra entrer librement le bout du levier du réacteur. Ces encaissemens m'ont semblé fort intéressans à propager parce qu'on peut, en les réunissant à une barre labiale, en profiter pour fixer les dents chancelantes que l'on rencontre par fois dans la pratique. Or, il faut lorsque ce cas a lieu, que la machine inférieure reste à demeure et qu'on ne la déplace que rarement. Mais, quant à la partie qui sert de support au réacteur, il m'a paru essentiel de lui faire supporter une importante amélioration : 1°. Je n'encaisse que les deux dernières molaires, puis je soude une allonge linguale qui vient se recourber sur les bicuspidées pour descendre le long de leur face externe. A l'extrémité de cette allonge se trouve rapporté un tube mobile au moyen d'un axe. Ce tube est destiné à recevoir le levier recourbé du ressort (*V*. *fig*. 110 *).

(1) Je reviendrai sur cet ingénieux moyen dont je ne connais pas l'auteur par son nom : mais qui, à ce que je crois, habite Naples.

B. Pièces supérieures.

§. 1. *Denture cranienne échancrée pour loger plusieurs organes restans (fig. 111).* Certaines personnes ont perdu toutes les dents, excepté quelques-unes de celles qui ornent le devant de la mâchoire cranienne. Dans ce cas, la pièce sera composée d'après une des méthodes que j'ai exposées, et elle n'en différera que par l'addition des moyens de fixation pour les ressorts. Lorsque j'ai eu de ces sortes de dentures à exécuter, j'ai profité de la présence des dents, pour les y arrêter par quelqu'un des agens dont je parlerai dans un autre lieu.

Afin que ces travaux présentent une grande solidité dans la partie ébréchée, il est nécessaire de faire une plaque large, et s'avançant dans le palais; on la fortifie dans la partie qui passe derrière les dents du client.

§. 2. *Un seul côté étant seulement dégarni* (*fig.* 112). Si les organes restans à la mâchoire supérieure, se trouvaient être d'un seul côté de la ligne médiane, on les enclaverait dans l'assise à l'extrémité de laquelle on souderait une forte barre qui faisant le tour de la dernière de ces dents, serait ramenée extérieurement, jusqu'au point où s'articulera le ressort de ce côté, afin de le supporter; si les dents de la personne étaient écartées, on ferait passer entr'elles des petites lames, qui ajouteraient encore beaucoup à la solidité du tout.

C. Doubles dentures enclavées.

§. *unique.* (*fig.* 113). Si les deux mâchoires offrent des dents isolées, séparées par des brèches plus ou moins grandes, on fabrique une machine à enclavement, dont les diverses pièces sont réunies de proche en proche par des barres linguales et labiales; de façon que passant devant et derrière les organes, le balottement de chaque denture en soit empêché.

Ce genre de travail présente beaucoup plus de solidité, que ceux faits à plaque ou à bandeau intérieur seulement; mais le cas de les employer ne se présente que sur les personnes dont les lèvres découvrent très-peu les dents. Du reste, quelque fût l'endroit où il serait nécessaire de placer l'axe du ressort, on ne serait jamais embarrassé puisqu'on pourrait le river ou le souder, soit sur la barre antérieure, soit sur une des dents factices elles-mêmes.

CHAPITRE VIII.

De la Prothèse, palatine, linguale et faciale.

CONSIDÉRATIONS GÉNÉRALES.

L'ABSENCE de quelqu'un des organes dont la prothèse va nous occuper, est bien moins fréquente que celle des dents; aussi sommes-nous beaucoup plus pauvres de moyens réparateurs: en effet, à l'exception des obturateurs palatins dont plusieurs de nos devanciers nous ont légué la description, les livres de chirurgie ne disent que peu de chose de la construction des instrumens propres à simuler ces parties essentielles: le génie ne manque cependant pas d'occasions pour s'exercer, et nous voyons fréquemment des individus dont la face a été si horriblement maltraitée, ou par la plus affreuse des maladies, ou par le feu de l'ennemi, qu'il est étonnant que l'art d'en déguiser les ravages, soit encore si loin de l'imitation de la nature.

Après avoir jeté un coup-d'œil sur l'influence qu'exercent ces sortes de lésions sur la voix, la physionomie et la mastication, j'essayerai, afin d'exciter l'émulation de ceux qui s'occupent de la fabrication des machines chirurgicales, de leur faire part de celles dont la pratique m'a fait connaître les avantages.

§. 1. *Absence d'une portion des organes palatins.* Quelles qu'en soient les causes, le palais et son voile peuvent offrir des divisions ou des pertes de substance plus ou moins considérables qui déterminent des phénomènes remarquables.

La communication du nez avec la bouche en est la conséquence : celle qui est congéniale se trouve sur la ligne médiane, et présente une longue sissure provenant de la non-coaptation des os maxillaires et palatins ; de sorte que dans ce cas il y a presque constamment séparation de la lèvre, et quelquefois du voile du palais : enfin ce dernier peut être seulement divisé.

La mastication, chez ces sujets, est d'autant plus difficile que l'écartement des parties est plus grand, et que les arcades dentaires sont moins en rapport. Toutefois elle se fait, ainsi que la succion, par un mécanisme particulier qui est le résultat de l'instinct animal.

Considérez un jeune individu qui se trouve dans ce cas ; il n'est pas plus embarrassé qu'un autre pour téter ; seulement, il s'y prend d'une manière qui lui est particulière. Il ne dépose point le mamelon sur la langue ; au contraire il le porte en dessous : puis il contracte ses lèvres, et par leurs mouvemens il attire le lait qui coule alors aussi aisément dans le pharynx que si la cavité buccale était intacte ; car alors la langue fait l'office d'un obturateur.

Le petit être se trouvant bien de ce mécanisme, le perfectionne et l'applique bientôt à la mastication des alimens solides, qu'il porte également entre la langue et le plancher mobile qui lui sert d'appui, d'où il les fait refluer entre les dents. Telle est la raison pour laquelle il mâche et avale sans que sa nourriture monte dans le nez ; et si cela arrive quelquefois, ce n'est qu'accidentellement.

Quant à l'articulation des mots, comme elle appartient presque exclusivement à la langue et au palais, il l'opère généralement fort mal ; et attendu qu'il ne comprend qu'assez tard combien elle pourra devenir nécessaire à son existence, il ne s'occupe nullement de se rendre intelligible.

Il ne serait donc indispensable d'appliquer un obturateur que si le sujet arrivait à l'adolescence sans avoir subi l'opération *du bec de lièvre* : car l'expérience prouve que chez tous ceux sur lesquels elle a été pratiquée, la fente palatine s'est insensiblement et entièrement fermée.

Les lésions accidentelles sont de trois espèces, les unes sont des trous circonscrits par de la substance osseuse, les autres sont des perforations du voile du palais seulement. La troisième est la destruction entière de toute la voûte palatine, ou au moins d'une très-grande partie : à quoi est encore souvent ajoutée la perte de la portion inférieure du *vomer* et des *cornets*.

Les deux premières sont plus fréquemment situées sur le côté du *raphé* palatin, pénétrant ainsi dans une seule narine. Quelles que soient l'étendue, la forme et la position des lésions accidentelles, ceux qui en sont les victimes ne se trouvent pas dans la même situation que l'enfant nouvellement né : ils ont contracté l'habitude de manger en plaçant leurs alimens sur la langue : par conséquent cet organe en pousse toujours une certaine quantité dans le nez. D'un autre côté leur voix perd son timbre ordinaire ; elle est comme étouffée : la parole est difficile et souvent même impossible, à moins que le malade ne se pince le nez ; car alors la voûte nasale fait l'office de celle qui a été lésée.

La division accidentelle ou congéniale du *voile du palais* apporte également de grands changemens tant dans le timbre de la voix que dans le mécanisme de la déglutition. J'ai vu un jeune homme, qui se trouvant dans ce cas, nasillonnait (1) et n'avalait jamais les liquides sans qu'il n'en revînt une partie par les narines : il n'évitait ce désagrément qu'en se penchant tellement la tête en arrière, que les boissons n'eussent qu'à enfiler l'œsophage, dont la courbure supérieure se trouvait presqu'effacée par ce moyen.

§. 2. *Perte de la langue*. Cet organe est si nécessaire à la parole, à la mastication et à la déglutition, que celui qui en serait privé accidentellement et tout-à-coup, se trouverait en danger de mourir de faim, si l'homme n'avait la ressource de se nourrir d'alimens qu'il a la faculté de préparer suivant ses besoins. Petit-à-petit il peut mâcher de nouveau, parce que les parties sur lesquelles reposait l'organe détruit, acquièrent un surcroît de contractilité. C'est même par cette heureuse tendance qu'a toujours

---

(1) Différens auteurs disent cependant que la division du voile ne détermine aucuns changemens dans la voix ; j'en ai rencontré plusieurs exemples, qui m'ont convaincu qu'ils se sont trompés.

la nature pour réparer nos maux, que des individus auxquels la langue manquait originairement, pouvaient néanmoins parler et avaler avec facilité ; cependant plusieurs qui en ont été privés après l'avoir possédée, ont perdu l'usage de la parole : enfin on rapporte que quelques-uns l'ont recouvrée par un évènement heureux (1).

§. 3. *Perforation accidentelle de la joue.* J'en ai recueilli deux observations : la première m'offrit un trou situé à la partie moyenne gauche de la face, il avait été déterminé par un cancer, qui après avoir dévoré une partie de la figure, se guérit spontanément.

La seconde fut la suite d'un coup de *balle morte* qui, sans avoir pénétré dans la bouche, détermina néanmoins la mortification d'une certaine étendue de la joue, dans le diamètre d'environ quarante millimètres. La cicatrice ne boucha pas entièrement le trou qui en résulta ; il resta donc une fistule par laquelle on pouvait introduire un gros tuyau de plume.

Dans l'un et l'autre cas, la salive coulait habituellement sur le visage, et les alimens sortaient par-là durant la mastication : la voix était très-altérée chez celui dont l'ouverture

(1) Voyez les Mémoires de l'Académie de Chirurgie.

était la plus grande, et il y posait machinalement sa main afin de se faire comprendre.

§. 4. *Destruction de l'une ou de l'autre lèvre ou de toutes les deux.* Nous avons sous les yeux quelques militaires qui ont été privés des lèvres et du menton ; on observe chez tous une plus ou moins grande difficulté de prononcer les mots et de retenir la salive. La parole est fort mal articulée ; la physionomie en perd toute son expression, et le sujet a un aspect à la fois pitoyable et dégoûtant. Ces sortes de destructions sont souvent accompagnées de la perte d'une partie de la denture ; en conséquence les instrumens réparateurs sont d'une combinaison très-variée, et relatifs à la gravité de la lésion.

§. 5. *Perte du nez.* Puisque tout ce qui a rapport à la nette articulation des sons nous a occupé, nous ne devons pas craindre de dire un mot de la perte du nez. Rien n'est plus hideux que l'absence de cet organe. Nos yeux s'accoutument à en voir de très-volumineux et quelques-uns qui sont si petits qu'ils paraissent fort singuliers : mais tel bizarre qu'il soit, chacun se contente du sien. La perte de cette proéminence constitue une infirmité si rebutante, qu'il n'est pas douteux que dans les pays où on a la barbarie de la couper pour certains crimes, les coupables préféreraient qu'on les privât d'un œil ou même d'un bras. On ne doit donc pas s'étonner des expériences qui ont été tentées pour en construire un à ceux qui en avaient été privés par quelque accident.

Quoiqu'on ait plusieurs fois fabriqué des nez aux dépens de la peau des autres parties du corps, nous ne parlerons pas de cette prothèse vivante : attendu que celle qui doit nous occuper ici est purement mécanique : par conséquent nous renvoyons aux ouvrages qui en ont traité, et plus particulièrement à l'article *nez* du Dict. des Sciences Médicales.

ARTICLE II.

Construction des machines propres à réparer les parois *solides de la bouche.*

§. 1. OBTURATEUR *palatin à éponge* (*fig.* 114). Suivant Guillemeau, il semblerait que les médecins grecs auraient eu occasion d'employer cette sorte d'instrument, et que même ils l'auraient désigné sous le nom d'*Hyperorë*. Cependant ceux des praticiens de notre siècle qui n'ont pas eu occasion de rencontrer des maladies de la bouche pendant la durée desquelles une plus ou moins grande portion du palais a été détruite, sans que réellement l'affection syphilitique pût même être soupçonnée en avoir été cause, ont pensé que les perforations palatines ne sont connues que depuis la manifestation de ce *virus* : d'où ils ont conclu qu'elles ne devaient pas être connues des anciens.

Il est certain que la syphilis les détermine dans un grand nombre de cas : mais ayant traité beaucoup d'abcès buccaux déterminés par des *périostites* dentaires suivies de lésions plus ou moins graves des os du palais, j'en conclus à mon tour, que ces sortes de phlegmons ont dû se rencontrer autrefois comme à présent, et que de tout tems les délabremens qu'ils déterminent par fois, ont pu être remarqués : mais que seulement ils n'auront pas été décrits, en raison de leur rareté.

Au reste, M. Culerier qui a donné l'article *obturateur* dans le Dictionnaire des Sciences Médicales, dit que *Pétronius* qui vivait en 1565, a décrit le premier un de ces instrumens : mais il remarque avec justesse que la manière dont cet auteur en parle, fait présumer qu'il était connu avant lui.

Ambroise Paré en a fait graver un en 1585,

Scultet a commis l'erreur d'attribuer celui qu'il a fait dessiner en 1685, à *Fabrice de Hildan*, qui ayant écrit en 1598, devait avoir connaissance de celui de *Paré*.

Au reste, tous ces auteurs se sont contentés d'appliquer contre le trou une plaque d'or ou d'argent, qu'ils y maintenaient au moyen d'une éponge embrochée à une tige et retenue par un écrou. L'éponge étant sèche lorsqu'on la rapportait sur la plaque, se gonflait par l'humidité des cavités nasales, et empêchait l'instrument de tomber dans la bouche. Cependant si l'éponge était trop petite, cet accident arrivait à l'instant où le malade s'y attendait le moins; si elle était trop grosse, elle agrandissait continuellement l'ouverture. Enfin les humeurs qui se croupissaient dans ce tissu spongieux, infestaient l'haleine des malades et en rendaient le voisinage repoussant; cet obturateur était donc des plus défectueux.

§. 2. *Obturateurs ailés* (*fig.* 115). L'art en était réduit au procédé que je viens de décrire, quand le judicieux Fauchard parut; il en sentit tous les défauts et essaya d'y remédier, en substituant à l'éponge deux ailes mobiles qui s'abattaient sur le plancher nasal, au moyen d'une vis de rappel.

Il en composa encore un autre qui portait également deux aîles ; mais l'une était immobile, tandis que l'autre se reployant en dessus, était mue par un axe central (*V. fig.* 116) ; l'un ou l'autre de ces instrumens était appliqué au moyen d'une *clef faite exprès.*

§. 3. *Obturateurs justa-posés.* Depuis Fauchard, le génie des artistes s'est singulièrement exercé sur la construction de ces machines : ainsi l'auteur de l'article *obturateur*, du Dictionnaire cité, ayant fréquemment occasion d'en faire l'application, a décrit et fait dessiner un certain nombre d'objets assez variés et plus ou moins ingénieusement imaginés. Cependant ce sont toujours des plaques surmontées de tiges portant des aîles qui se rabattent au moyen de vis de rappel, (*fig.* 116*) ou bien ce sont deux verroux que l'on fait glisser après que l'obturateur est en place, (*fig.* 116 **) ; ou bien ce sont des bandes métalliques, que l'on fait pivoter par le moyen d'un axe auquel elles sont attachées (*fig.* 116 ***) ; ou bien encore des palais complets à l'extrémité desquels l'artiste a fixé à charnière une luette mobile (*fig.* 116 ****).

Bourdet nous a transmis aussi deux obturateurs fort ingénieux, mais ce qui est bien préférable, il nous a légué des remarques tellement judicieuses sur l'emploi de ces sortes d'instrumens, que je suis étonné qu'on les ait négligées. Pour moi je les regarde comme étant d'un si haut intérêt que je me fais un devoir de les reproduire ici.

Avant de regarder les perforations cicatrisées du palais, comme étant de nature à ne pouvoir diminuer de diamètre, les praticiens se sont-ils bien assurés s'il en était ainsi? Je ne le pense pas, car des faits positifs attestent le contraire; et de même que les trous faits au crâne avec le *trépan*, se ferment presqu'entièrement avec le tems (1), également aussi, ceux du palais vont sans cesse en décroissant. Bourdet l'a observé sur plusieurs individus : et si mon assertion pouvait ajouter quelque poids à la sienne, j'assurerais que je l'ai constamment reconnu : donc il faut bien se garder d'appliquer une machine dont la vicieuse construction s'opposerait à une cure vers laquelle tend la nature, pendant toute la vie au moins dans le plus grand nombre des cas.

Par les obturateurs précédens le médecin, après avoir guéri l'ulcère, semble n'avoir plus une seule indication à remplir : *obturare*. En conséquence, tout a été abandonné à

---

(1) Voyez les Mémoires de l'Académie de Chirurgie.

l'imagination créatrice de l'ouvrier mécanicien ; mais l'homme de l'art doit-il se contenter d'avoir arraché une victime à l'affreuse syphilis, et peut-il en conscience s'en rapporter pour la terminaison de la cure, à un homme qui ne pouvant que fabriquer des objets propres à en dissimuler les ravages, n'a pas la moindre idée des ressources de la nature ? Car celui-ci ne s'occupant que de ce qu'il voit présentement, et ne prévoyant rien au-delà, la contrarie au lieu d'en seconder les bienfaisantes intentions. Bannissons donc un genre de machines dont les défauts l'emportent de beaucoup sur les qualités ; car ils sont : 1°. D'une application difficile ; 2°. Ils nécessitent l'emploi d'une clef que le malade peut égarer et que son amour-propre oblige de cacher toujours avec soin ; 3°. Les aîles compriment la membrane muqueuse, et des bourgeonnemens charnus considérables en sont souvent la suite ; 4°. La présence d'un bouchon métallique dans le trou empêche les parties de se rapprocher ; 5°. Enfin, il s'amasse beaucoup de malpropretés dans toutes les machines compliquées, en conséquence les instrumens mis en usage jusqu'ici, présentent des inconvéniens auxquels il est absolument nécessaire de parer, et c'est ce dont nous allons nous occuper.

§. 4. *Obturateurs justa-posés et à ligatures* (*fig.* 117). D'après les motifs détaillés précédemment, nous devons nous reporter vers l'idée de Bourdet, qui a proposé de faire usage, comme obturateur, d'une plaque justa-posée qui en dissimulant l'infirmité, ne formera point d'obstacle à la bonne volonté de la nature : mais la seule, la grande difficulté est de la maintenir fixe.

Or, une plaque mince et légèrement concave, de laquelle partent latéralement deux prolongemens dont les extrémités devront aller gagner les dents, composera un instrument très-convenable, toutes les fois qu'il existera encore quelques-uns de ces petits os. Cette idée si simple aurait dû être retournée sur tous les sens pour en tirer avantage, mais il n'en a point été ainsi : voilà pourquoi l'auteur lui-même, et quelques dentistes auxquels il l'avait transmise, ont abandonné cet obturateur ; parce qu'ils le soutenaient avec des fils, qui tendant sans cesse à monter sous les gencives, déterminaient une douleur, ou constante ou passagère, mais toujours insupportable toutes les fois que les malades mangeaient ; enfin les ligatures étaient sujettes à se relâcher si elles étaient d'or, et à se casser si elles étaient d'une substance moins tenace.

§. 5.

§. 5. *Obturateurs justa-posés, maintenus par des compresseurs élastiques* (1) (*fig.* 118).

Puisque les ligatures offrent des chances défavorables à la fixation des obturateurs, prenant leur point d'appui sur les dents, abandonnons-les, et ayons recours aux crochets dont je parlerai bientôt. La *fig.* ci-dessus représente un de ceux que j'ai exécutés et qui a été appliqué à une personne qui n'en avait pu supporter d'autres, quoiqu'ils eussent été fabriqués par des gens très-expérimentés. Le trou se trouvait sur le côté gauche du raphé palatin, de manière que d'une part le vomer et de l'autre le cornet inférieur empêchaient d'appliquer un obturateur à aîles, et qu'en arrière il n'y avait pas moyen de prendre un point d'appui, parce que l'os palatin ayant été détruit, le voile ne pouvait en servir.

Cette complication d'osbtacles fut facilement vaincue par l'instrument que j'ai fait graver, et qui ressemble à un chapeau d'homme, dont la *forme* est très-basse, cette petite forme entre très-librement dans le trou, et elle est maintenue à la plaque au moyen de deux vis. Le malade en a plusieurs qui toutes vont en diminuant, de sorte qu'à mesure qu'il s'aperçoit

(1) *Voyez* l'article Compresseurs.

que l'ouverture décroît, il peut les changer. Au reste, la *forme* n'ayant d'autre but que de remplacer la perte de substance, afin d'éviter qu'il ne séjourne une trop grande quantité de mucus dans l'espèce de cul-de-sac qui résulterait de la plaie, fermée simplement du côté de la bouche, elle pourrait être supprimée.

Qui croirait que l'obturateur que je viens de décrire, et dont je devais bientôt avoir tant à me louer, présenta, comme le précédent, l'inconvénient que quand le client mâchait des alimens solides, les petits crochets s'enfonçaient dans les gencives, ce qui m'eût obligé de le rejeter, si je n'eusse eu l'heureuse idée de souder au crochet antérieur un petit éperon qui descendant entre deux dents, se courbait en dessous pour se loger dans une rainure pratiquée à cet effet sous la couronne d'une d'elles. O alors notre malade put manger facilement, et enlever son obturateur ou le replacer avec autant d'aisance qu'il eût pu faire d'une bague; ce qui le rendit fort joyeux.

Toutes les fois qu'il se présentera un individu auquel il restera des dents à la mâchoire supérieure, quand même elles ne seraient que d'un seul côté, le chirurgien devra lui adapter, soit un obturateur, soit un palais complet, supporté par le procédé que je viens de décrire ; il ne s'agira que de changer la direction des tiges. Au reste, l'artiste intelligent saurait bien, dans un cas non prévu dans cet article, joindre des ailes nasales : mais je le répète, il faudra qu'il s'en abstienne autant que possible.

§. 6. *Obturateur compliqué d'un Dentier* (*fig.* 119). Les destructions palatines sont par fois accompagnées de la chûte d'une certaine quantité de dents. Fauchard avait indiqué pour ce cas, d'adapter un dentier portant un obturateur.

Ce devait être une pièce fort lourde; car elle était très-compliquée et très-matérielle : il la soutenait seulement au moyen d'ailes nasales. Je doute qu'une semblable machine ait pu être supportée long-tems, et ne croyant pas qu'elle doive être mise en usage, je me suis dispensé de la faire graver : je renvoie donc à son ouvrage.

Mais on trouve dans le tome 50, pag. 386, du Journal général de Médecine, la description d'un obturateur-dentier qui a été présenté à la Société de Médecine, par M. *Touchard*, Chirurgien-Dentiste à Paris (*fig.* 120); il en avait appliqué un semblable à un homme qui avait perdu les deux incisives moyennes, l'incisive latérale, la canine et la première bicuspidée du côté droit, et puis toute la partie de l'os maxillaire dans laquelle ces dents étaient implantées, ainsi qu'une portion de l'apophyse montante de ce même côté, et enfin près de la moitié antérieure de la lame osseuse qui forme la voûte palatine. Malgré tant de perte de substance osseuse, le trou qui établissait une communication accidentelle entre le nez et la bouche n'avait qu'un pouce de diamètre, et était rond. M. Touchard pensa qu'en perfectionnant l'obturateur dentier décrit par Fauchard, il pourrait avantageusement l'appliquer au cas dont il s'agissait. En conséquence, il le composa de deux parties bien distinctes; l'une qui était un obturateur en or, dont la face inférieure était concave; et dont la supérieure présentait une éminence arrondie, destinée à s'engager dans l'ouverture de la voûte palatine. L'autre était un morceau d'hippopotame, auquel il donna la forme de la portion manquante au malade, et il y implanta des dents humaines par incrustation.

L'obturateur et le dentier furent solidement maintenus l'un à l'autre au moyen d'une tige métallique fixée à queue d'éronde en arrière de celui-ci. Deux lames d'or élastiques partant des parties latérales de l'instrument et percées de trous, passaient en arrière des dents restantes des deux côtés de la brèche, et ayant de la propension à s'écarter, servaient à maintenir la machine en place. Le savant chirurgien-dentiste chargé du *rapport* sur cet obturateur, a judicieusement observé que l'action prolongée des lames élastiques aurait pour effet l'ébranlement et le déplacement des dents de *support*. Je suis non-seulement dans cette opinion, mais j'ai eu l'occasion d'éprouver que des machines, quelque peu élastiques qu'elles fussent, agissaient toujours au détriment des organes contre lesquels elles arc-boutaient.

M. de Chemant a fait graver dans son opuscule sur les dents de pâte minérale, un obturateur-dentier qu'on trouvera sous la *fig.* 121 de ce traité; il tenait la place des incisives, des conoïdes et des quatre bicuspidées; et il m'en a fait voir un autre qui était fait d'après le même système, et soutenu par des ligatures latérales. On sent tout ce que peut offrir d'avantageux l'emploi de la porcelaine, toutes les fois qu'il s'agira de remplacer des pertes de substances aussi considérables que celles qui sont mentionnées dans cette section. Enfin, comme il est essentiel de ménager les supports, il est convenable de ne pas faire usage des lames élastiques conseillées par M. Touchard, ni des ligatures employées par Fauchard et M. de Chemant : mais les compresseurs élastiques seront appliqués avec plus d'avantage.

§. 7. *Palais complet portant une denture* (*fig.* 122). Le cas le plus grave qui puisse se présenter est celui dont je vais tracer l'histoire. Un individu avait perdu, par suite de la syphilis, toute la voûte osseuse et membraneuse de la bouche, ainsi que la plus grande partie des dents supérieures au nombre desquelles se trouvaient les latérales, qui auraient été les plus favorablement situées pour être embrassées par les compresseurs. J'imaginai de faire une denture minérale surmontée d'une voûte en platine, portant du côté des fosses nasales un *cercle* ou *bâte* qui circulait comme la perte de substance. En dedans de ce cercle fut enchassée une boîte très-légère, quoique représentant l'épaisseur et la figure du plancher naso-palatin : de sorte que, par ce moyen, je rendis à chacune des cavités les formes qu'elles avaient jadis. Ces choses exécutées, je fis supporter cet obturateur à denture par des ressorts réacteurs, qui prenaient leur insertion sur une carcasse métallique (*), laquelle emboîtait les dents diacraniennes.

(*) *Fig.* 108.

La machine remplissait une partie des conditions; c'est-à-dire, que le nez et la bouche en étaient séparés : cependant le malade nasillonnait encore, parce que la portion molle du palais manquait : il fallut donc s'occuper de l'y ajouter. J'aurais pu construire un voile et une luette mobiles en métal, ainsi que l'a fait, en pareil cas, le bijoutier *Cadot*, dont a parlé M. Cullerier : mais j'aimai mieux user de cette substance connue sous le nom de *gomme élastique*. Je voulus faire servir le mécanisme de la déglutition lui-même à mes desseins, qui étaient que le voile artificiel se relevât toutes les fois que le passage des alimens, et même celui de la salive s'effectuerait de la bouche dans le pharynx. En conséquence, la langue devint la puissance qui mettait la machine en action, et celle-ci fut disposée, à cet effet, de la manière suivante.

Je pratiquai une fenêtre ovale sur le devant de la plaque : j'y rapportai une soupape se fermant hermétiquement et qui était retenue en place au moyen d'un axe et d'un petit ressort très-mou. A cette plaquette était soudé un levier qui en se portant en arrière, allait reposer sur un autre qui était tenu également en bascule par un axe. Ce dernier levier était assez long pour gagner l'extrémité de la plaque principale, et il était applati afin de le clouer au voile mobile, lequel était lui-même attaché au bord pharyngien de la machine.

Lors de la déglutition la pointe de la langue s'appuyant toujours naturellement contre le palais, pressait contre la soupape, et celle-ci transmettait le mouvement qui lui était imprimé à toutes les autres parties. Ainsi le voile se trouvait soulevé, et de vertical, il devenait presque horizontal; de sorte que ni les alimens, ni les boissons ne pouvaient monter dans le nez. Ce palais factice compliqué d'une denture artificielle, n'avait cependant rien de lourd, parce que les plaques de métal étaient de platine très-mince, soudé à l'or fin: de-là il résulta que le malade en tira de grands secours tant pour la mastication et la déglutition, que pour l'articulation des mots.

§. 8. *Obturateur propre à boucher un sinus accidentel, de la mâchoire inférieure.* Jourdain, dans son grand traité des maladies de la bouche, rapporte qu'à la suite d'un *spina ventosa*, il resta à la partie postérieure de la mandibule, une cavité en forme d'*antre* dans laquelle l'air s'engageait et changeait tellement le timbre de la voix, qu'il fut obligé de le boucher au moyen d'un obturateur. Il n'a point décrit la forme qu'il lui donna, mais elle est facile à imaginer. Une simple plaque horizontale, soudée à une autre verticale qui s'appliquerait à la face linguale des dents voisines remplirait parfaitement l'indication. On maintiendrait ce petit instrument, soit avec des crochets élastiques, soit avec des fils.

ARTICLE III.

Machines propres à réparer les parois molles internes et externes de la bouche, ainsi que le nez.

§. 1. VOILE *du palais* (*fig.* 123). Cette partie peut être détruite en totalité, par suite d'un chancre syphilitique, et alors il n'y a pas d'autre remède que d'appliquer un petit instrument qui en la simulant, restitue à la voix son timbre naturel, et empêche les alimens de monter dans le nez pendant la déglutition.

La simple séparation congéniale du voile nécessite également l'application d'une machine, à moins qu'en pratiquant la suture, on ne puisse corriger ce vice de conformation (1), les ma-

(1) J'avais présumé, depuis plusieurs années, que la réunion du voile pouvait être effectuée dans quelques circonstances : je m'étais même proposé de la tenter,

chines que nous construisons devant toujours imiter, autant que possible, les parties qu'elles remplaceront, il est essentiel de leur en accorder les formes et les propriétés. Ainsi, par exemple, le voile n'est qu'une sorte de rideau vertical et légèrement concave antérieurement, quand les petits muscles qui le composent sont dans le relâchement: mais, pendant l'acte de la déglutition, ils agissent de toute leur force contractile: ils l'élèvent et lui font prendre alors la forme d'une voûte horizontale qui n'est que la continuité du palais lui-même. Dans ce moment la portion moyenne ou buccale du pharynx se trouve entièrement séparée de la supérieure ou nasale, par cette espèce de pont mobile et instantané. A-t-on bien aprécié l'importance de l'intégrité de la luette? Je soupçonne que non; car on n'a pas trop ménagé ce petit corps lorsqu'il a fallu en retrancher une partie. Plusieurs auteurs ont regardé comme une chose peu importante d'en réciser une plus ou moins grande portion. Il me suffit, pour le présent, d'avertir qu'une

---

quand j'en trouverais l'occasion. Aujourd'hui nous avons la certitude que cette opération est praticable, et M. Roux, Chirurgien de l'Hôpital de la Charité, l'a exécutée dernièrement avec ce talent qu'on lui connaît, et un plein succès a couronné son entreprise.

ablation mal combinée a déterminé des changemens remarquables dans le timbre de la voix, et une certaine difficulté d'avaler les boissons. Cela se conçoit lorsqu'on a étudié avec attention les principaux usages auxquels la nature semble avoir destiné cet appendice, dont la longueur est variable, et ordinairement en raison inverse de l'ampleur du voile. Pendant la déglutition la luette paraît s'appuyer contre la paroi du pharynx, et former ainsi une sorte de *verrou* empêchant que le *rideau* ne puisse être rétroversé du côté des narines. Ce que je ne présente ici que comme une simple conjecture pourrait bien un jour être démontré positivement : quoi qu'il en soit, il est certain que ceux qui en sont privés, et chez lesquels le voile est petit, sont très-sujets à rendre les boissons par le nez.

L'art ne possède pas de moyens de remédier à l'absence de la *luette* seule. Il n'en est pas de même de l'absence du voile entier : j'ai trouvé l'occasion d'en appliquer un factice dont le malade a obtenu les mêmes avantages que nous retirons de celui dont nous a gratifié la nature ; en voici la description : une plaque reployée de manière à former un ⊐, embrassait la partie postérieure du plancher naso-palatin; la portion nasale était échancrée afin de loger le *vomer*. La portion palatine formait une voûte de chaque côté de laquelle partait une tige allant se fixer sur la première molaire, au moyen de petits arcs élastiques auxquels j'avais ajouté des éperons semblables à ceux dont j'ai parlé en traitant de l'obturateur palatin.

Cette armature n'avait d'autre but que de servir de soutien à une feuille de caoutchouc rendue très-mince à l'aide d'une forte compression exercée sur elle, tandis que cette substance était plongée dans de l'eau bouillante. Le feuillet auquel je donnai la forme du voile du palais et de la luette, fut réuni à l'armature par de petites goupilles à têtes très-ovales. Cette machine assez simple rend tous les services du voile lui-même : cependant il est bien moins parfait que celui qui est adapté au palais portant une denture dont j'ai parlé dans un autre endroit.

§. 2. *Machine pour suppléer la langue* (*fig.* 124). Nous ne pouvons fournir d'exemple récent de l'emploi d'une machine propre à remplacer cet organe : car, heureusement, l'occasion en est rare, Ambroise *Paré* en a décrit une qu'il est bon de connaître, afin de la mettre en usage si le cas se rencontrait. C'était tout simplement une petite langue de bois que l'individu qui l'avait imaginée pour lui-même, posait sur le plancher inférieur et mobile de la bouche. Je ne doute pas que cette pièce très-simple ne pût rendre de grands services dans l'acte de la mastication; car, d'après l'aveu d'un jeune mendiant que j'ai vu, et qui parlait un peu, quoique sans langue, il avait beaucoup de peine à broyer ses alimens: mais il n'a jamais voulu consentir à se prêter à mes intentions de lui adapter un organe factice, attendu qu'il tirait ses moyens d'existence de la perte qu'il en avait faite. Au reste, la figure ci-dessus rend bien la masse en ivoir que je lui aurais appliquée. Elle se fut tenue par son propre poids de la même manière qu'il en est pour la denture volante, dont j'ai parlé à la page 266.

§. 3. *Obturateur bucco-facial* (*fig.* 124*). Pour exécuter un instrument convenable et susceptible de remplir l'indication, il ne s'agit que de prendre l'empreinte de la lésion avec de la cire bien molle; on en tirera le modèle, et on exécutera en platine ou en or, une boîte composée de deux parties entrant l'une dans l'autre, et ayant chacune une rondelle ou plaque de recouvrement. Celle qui doit être dans la bouche sera un peu concave, tandis que celle qui sera sur la face devra être légèrement convexe. Si la perte de substance se trouvait dans le trajet du canal de *stenon*, et que la salive s'écoulât sur la joue, il faudrait ménager une nouvelle route à ce fluide, en le faisant passer par le tuyau de la machine; alors on pratiquerait une ouverture à la rondelle buccale. Enfin la superficie de la plaque faciale sera rendue très-inégale en y pratiquant des hachures avec un couteau, et on y appliquera de cette couverte que j'ai indiquée (*), et qui, au lieu d'être si chargée de couleur, pourrait n'avoir qu'un ton légèrement rosé et tirant à la nuance tant soit peu jaune de la peau, en y ajoutant un atome d'*antimoine*.

§. 4. *Substitution de la lèvre inférieure et du menton* (*fig.* 125). Prenez un moule sur une personne que le client reconnaît pour avoir cette partie de la face approchant de la forme qu'avait celle qui lui manque. Tirez-en des modèles avec du soufre et ensuite en métal dur; estampez sur ces derniers une feuille mince de platine, que vous hacherez, émail-

(*) *Voyez* page 235 et suivantes.

lerez et peindrez de la couleur des parties, ayant soin de marquer la barbe, si la machine est destinée à un homme.

En général, les objets de cette espèce que j'ai vus, m'ont paru très-mal exécutés, et je dirai même que l'emploi du masque émaillé a l'inconvénient d'être trop fragile : en conséquence il faut user d'un autre moyen, qui est bien préférable, et que voici. On enduit d'une couche mince de dissolution de caoutchouc (1), un modèle en plâtre, et on la fait sécher dans une *étuve* (2). Lorsqu'elle n'est plus glutineuse, on en pose une seconde qu'on fait sécher aussi, puis une troisième : sur celle-ci on applique de la toile de chanvre, d'un tissu solide : on met encore trois ou

(1) Le Caoutchouc se dissout bien ; 1°. Dans le vernis gras des peintres ; 2°. Selon Maker, dans l'Ether sulfurique très-concentré ; 3°. D'après Morello, dans un mélange de sept parties d'alcool camphré, et d'une partie de camphre nitrique. Le premier moyen est celui dont se servent les fabricants d'instrumens de gomme élastique. *Voyez* le Dict. des Sciences Médicales.

(2) On fait très-bien une petite *étuve* en entourant un vase de cuivre ou même un pot de terre commune, de sable contenu dans une chaudière placée sur un brasier ; les pièces qu'on y met sécher ne doivent point en toucher les parois.

quatre couches de dissolution, à fur et mesure que celle de dessous est devenue solide : sur la dernière on rapporte de la toile de lin. Quand la gomme élastique a acquis toute la consistance désirable, on colle proprement sur le masque une peau fine et blanche dont les gants sont faits, telle que celle de chien, de chat, et on fait colorer celle-ci par un peintre habile.

Quant aux moyens de maintenir la machine, deux lanières de toile recouvertes de peau et peintes convenablement, ou même portant cette espèce de fausse barbe que nous désignons sous le nom de *favoris*, remplissent toutes les conditions, soit qu'elles se rendent à un cercle de métal qui sera recourbé afin d'entourer l'oreille, soit qu'elles aillent s'agraffer l'une à l'autre derrière la tête. Des parties latérales du faux menton partiront également des lames de métal recouvertes de peau qui se rendront à un collier que l'on cachera sous la cravatte.

§. 5. *Substitution de la lèvre supérieure* (*fig.* 126). Ce que je viens de dire au sujet de la perte de la lèvre inférieure et du menton, est applicable à sa congénère : seulement, les accessoires propres à la fixation diffèrent nécessairement. Ainsi, outre les lanières portant une

une fausse barbe, on ajoutera deux petites lames de métal récroui, qui se rendront en longeant le nez aux deux orbites d'une paire *de conserves* dont les branches serviront de moyen de fixation supérieur.

§. 6. *Substitution de la lèvre supérieure, d'une partie de la denture et du palais.* M. de Chemant m'a montré, en 1815, le modèle d'une machine qu'il a placée jadis à un militaire qui avait perdu six dents ainsi qu'une portion du palais conjointement avec la lèvre supérieure. L'artiste exécuta l'instrument dont nous parlons avec sa pâte, peinte au feu de moufle, et il le fixa au moyen de ligatures sur les bicuspidées restées intactes.

L'idée était ingénieuse et peut être mise à profit; mais si j'avais un travail semblable à exécuter, j'ajouterais deux lames peintes en émail qui descendant de chaque côté, empêcheraient qu'on n'aperçut la jonction, et enfin, au lieu de ligatures, je ferais usage des crochets élastiques dont nous parlerons bientôt.

§. 7. *Substitution de la lèvre supérieure et du nez* (*fig.* 127). La machine qui convient en pareil cas sera plutôt mentionnée que décrite ici, puisque les précédentes en décident le plan: il ne s'agit que d'ajouter un nez à l'une d'elles : cet organe sera imité plutôt en caoutchouc qu'en métal. D'ailleurs la même combinaison aura lieu pour l'application de l'objet, et la façon de le maintenir en place : au reste, les moustaches sont d'un grand secours dans ces travaux. Lorsque le nez manque seulement, on peut soutenir la machine sur le front en faisant courir une petite lame élastique qui va gagner l'occiput, et qui, avant d'y arriver, se divise en deux branches.

TRAITÉ

DE LA

PARTIE MÉCANIQUE

DE L'ART

DU CHIRURGIEN-DENTISTE.

TOME II.

DE L'IMPRIMERIE DE COUTURIER,
rue de la Montagne Sainte-Geneviève, N°. 29.

www.ingramcontent.com/pod-product-compliance
Ingram Content Group UK Ltd.
Pitfield, Milton Keynes, MK11 3LW, UK
UKHW012156240726
13966UKWH00002B/364

9 782011 917737